AN DEN GRENZEN DER PSYCHIATRIE

VON

OSWALD BUMKE
IN MÜNCHEN

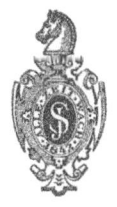

BERLIN
VERLAG VON JULIUS SPRINGER
1929

ALLE RECHTE VORBEHALTEN.

ISBN-13: 978-3-642-93933-4   e-ISBN-13: 978-3-642-94333-1
DOI: 10.1007 / 978-3-642-94333-1

Inhaltsverzeichnis.

	Seite
I. Telekinese, Hysterie und Dummheit.	5
II. Die Psychopathologie und die Kunst.	14
III. Kultur und Entartung.	36
IV. Über die gegenwärtigen Strömungen in der Psychologie	66

I. Telekinese, Hysterie und Dummheit[1].

Es spukt einmal wieder in München. In einer Wohnung in der Augustenstraße hat es angefangen, dann hat es in mehreren Köpfen weiter rumort, und sehr bald hat auch der deutsche Blätterwald bis hoch in den Norden zu rauschen begonnen. In der Augustenstraße und in den Blättern ist es schon wieder still, nur in einigen Köpfen scheint es weiter zu spuken. So wird man jetzt mit Mephistopheles, dessen lieblose Sachlichkeit in manchen Zusammenhängen doch recht nützlich ist, fragen dürfen: ,,Wozu der Lärm?" Wozu, woher und warum?

Wir müssen wohl mit der Heldin beginnen. Achtzehn Jahre alt, klein, körperlich und geistig zurückgeblieben. Immerhin, sie hat alle Volksschulklassen durchgemacht, und ein Psychiater hat ihr schon vor Wochen bestätigt, sie sei zwar beschränkt, aber arbeiten könne sie schon. Aber sie arbeitet nicht gern; sie hat es auf der Schule und sie hat es später, wo sie nur konnte, vermieden. Lieber spielt sie Theater, und sie behauptet, nicht bloß bei den Mitschülern, sondern auch bei den Lehrern hätte sie damit viel Anklang gefunden. Man kann es schwer glauben, wenn man sie sieht, und sie auf einer wirklichen Bühne zu denken, das wäre grotesk. Ihr selbst aber macht alles Theatralische Spaß. Ihre Phantasie ist ein freilich etwas dürftiges Kino, und von jeher hat sie aus Prahlsucht ihre Mitmenschen nach Kräften belogen. Gleich zehn Paar weiße Schuhe wollte sie besitzen und zentnerweise bekam sie Pakete ins Haus. Ob man's ihr geglaubt hat, läßt sich nicht mehr erfahren.

---
[1] Münchner Neueste Nachrichten 1927 Nr. 21.

Nach der Schule finden wir sie als Dienstmädchen wieder, und im Anfang ist sie offenbar ein ganz gutes Dienstmädchen gewesen. Dann wird ihr die Sache langweilig, sie läuft von einer Stelle zur andern, angeblich, weil sie es bei fremden Leuten nicht aushalten kann. Die Eltern bringen sie schließlich für längere Zeit zu den Guten Hirten, und als sie sich da gut geführt hat, wieder in eine Stelle. Aber auch die hat sie bald wieder verlassen, und zwar weil sie „so beeinflußbar" ist; eine Freundin fand sie für die Stelle zu schade. Nun kommt sie zu einem Lehrer. Der will eines Abends mit seiner Frau ins Theater; aber er darf nicht; sein kleines Kind liegt neben dem Bett auf dem Boden, und die Frau denkt, es wäre herausgefallen und hätte sich einen Schaden getan. So bleibt die Familie zu Hause, und unsere Heldin braucht sich diesen Abend nicht vor dem Alleinsein zu fürchten. Nur leider, als sie bald etwas Ähnliches wieder versucht, da faßt man sie ab und bringt sie zum ersten Male zu einem Psychiater. Aber behalten kann der sie nicht, und so ist sie seit zwei Wochen wieder in Stellung.

Die haben die Geister offenbar selber gewählt. Die neue Herrin erzählt gleich zu Anfang von einem telekinetischen Spuk, der, ich glaube, in Dietersheim gespielt haben soll. Ergebnis: „Das muß ich auch einmal versuchen." Sie erzählt eine Räubergeschichte von einem Mann, der sie verführen will, von einem anderen, der auf der Straße einen Kniefall vor ihr gemacht und dann suggestiv auf sie eingewirkt hat; sie findet Briefe, die glühende Liebeserklärungen enthalten, und andere, die die Hausfrau beschimpfen. Schließlich setzt sie von ihrem Zimmer aus die elektrische Klingel in Gang, bis von der Herrin, die immer wieder zur Haustür eilt, das Läutewerk abgestellt wird. Dann klopft sie gegen die Wand, wirft im Korridor Gläser und andere Gegenstände umher, und am Ende erscheint dann auch wirklich die Wache. Drei

Schutzmänner haben nach der Zeitung — und was in ihr steht, hat der Bürger zu glauben — bestätigt, Gläser seien durch die Luft geflogen, Teller zerbrochen und Gegenstände von den Tischen gefallen. Einen Beamten hat noch beim Schreiben des Protokolls eine Kassette in den Nacken, einen anderen eine Kartoffel am Rücken getroffen, und ein dritter hat sogar ein Messer durch die Luft sausen gesehen.

„Grober Unfug", „Telekinese" oder „Suggestion", das sind die Möglichkeiten, die der Reporter zur Erörterung stellt.

Aber Schutzleute und Zeitungsberichterstatter können das allein nicht entscheiden. Die Entscheidung wird von einem bekannten Okkultisten getroffen. Für ihn ist kein Zweifel — wieder sagt es die Zeitung —, daß es sich um einen echten Fall von Telekinese handle, und zwar sind an der Auslösung dieser übersinnlichen Erscheinungen gleich zwei Menschen beteiligt: es genügt nicht, daß sich das Mädchen in der Wohnung befindet; auch ein Student, der dort haust, darf seine Bude ja nicht verlassen; denn es handelt sich um eine „polare Auslösung", bei der beide „Gegenpole", der Student und das Mädchen, zugegen sein müssen. Ob der Student auch daran beteiligt gewesen ist, daß man in seinem Bett eine Waschschüssel mit Wasser, Schuhe und Tassen, und daß man im Mehlvorrat der Hausfrau Nadeln, eine Putzschere, eine alte Zahnbürste, eine Schachtel mit Wichse, ein rostiges Messer, eine Gabel und ich weiß nicht, was noch alles, gefunden hat, darüber berichten die Zeitungen nichts.

Wohl aber bereiten sie am nächsten Morgen ihren Lesern eine herbe Enttäuschung. Das Mädchen hat einem beamteten Arzt und sie hat es seither noch mehrfach gestanden: in ihrer Gegenwart jedenfalls ist gar nichts von selber geflogen. Geflogen ist nur, was sie selber geworfen hat; die Gegenstände haben sich immer nur dort befunden, wo sie sie hingetan hat; und auch die Zettel hat sie selber geschrieben. Geläutet hat sie mittels des elektrischen Knopfes (nur nicht an der Haustür, sondern im Zimmer), geklopft hat sie gegen die Wand und auch das Trommeln hat sie selber besorgt. Niemand hat ihr einen Kniefall und niemand Liebeserklärungen gemacht, und wahr ist nichts anderes, als daß ein Mann eines Tages nach der Vorgängerin auf ihrer Stelle gefragt hat.

Wozu der Lärm? Wozu, woher und warum?

Aber ich will systematisch vorgehen. Ich habe doch schon vor Jahren in Rostock geschworen, micht stets so zu verhalten, wie es einem rechtschaffenen ordentlichen Professor eignet und gebührt und wie er es vor Gott und jedermann mit gutem Gewissen zu verantworten sich getrauet.

Also muß ich mit der Telekinese beginnen; das heißt, ich muß sagen, daß ich davon gar nichts verstehe; von der Telekinese im besonderen und von okkulten Dingen im allgemeinen nichts, gar nichts. Ich weiß, daß man das Gegenteil von mir verlangt. Aber ich habe Grund zu der Vermutung, daß ich nicht sechstausend Jahre leben werde, und das wäre wohl das Minimum, das der Mensch gebrauchen würde, um in seinem Fache etwas Ordentliches zu leisten, leidlich gebildet zu sein und trotzdem noch zeitraubende Allotria treiben zu dürfen. Ja, wenn uns der Okkultismus im Herbst 1914 die Ratschläge des Grafen Schlieffen oder später die des Fürsten Bismarck, wenn uns die Telepathie den Inhalt geheimer französischer, russischer und englischer Abmachungen rechtzeitig mitgeteilt hätte, oder wenn heute die Telekinese Poincaré auf den Südpol zu versetzen vermöchte, ja dann ließe sich über die Sache immerhin reden. Aber aufzuklären, warum Geigen, Tassen und Messer durch irgendwelche Lüfte fliegen, das scheint mir in einer Welt, von deren großen Zusammenhängen der Verstand des Menschen beinahe gar nichts begreift, in der wir von der Geburt bis zum Tode, vom Frühling bis zum Winter, vom Geheimnis aller Entstehung bis zu dem Rätsel unseres Bewußtseins von lauter Wundern umgeben sind, das scheint mir in einer solchen Welt gar keine Mühe zu lohnen. Und die Mühe wäre durchaus nicht gering; es wäre eine ausgezeichnete Ausbildung in den Künsten des Taschenspielers vonnöten. Jede Wissenschaft fängt nun einmal mit der Feststellung der Tatsachen an; Tatsachen aber können erst dann als festgestellt gelten, wenn die Möglichkeit einer Täuschung nicht mehr besteht. Daß für den, der täuschen will, die Gelegenheit dazu in den Sitzungen der Okkultisten viel größer ist, als etwa auf der offenen, grell beleuchteten Bühne eines Spezialitätentheaters, bedarf wohl keines Beweises. Wer sich also nicht zutraut — und ich traue es mir nicht zu —, die Tricks der öffentlich auftretenden Zauberkünstler zu durchschauen, der wird, als Wissenschaftler jedenfalls, den Sitzungen der Okkultisten fernbleiben müssen.

Geschwindigkeit ist keine Hexerei, sagen die Zauberkünstler und sie wehren sich dagegen, übersinnliche Eigenschaften zu haben. Sie sind keine Betrüger, denn sie behaupten ja nichts, als daß sie uns durch ihre Geschwindigkeit täuschen. Von den Medien aber hat man, ich weiß nicht einen wie großen Bruchteil — aber klein ist er sicherlich nicht — immer wieder bei Betrugsversuchen entlarvt. Man kann also nie wissen, ob sie nicht im Augenblick einen solchen Versuch wiederholen. „Ich dürfte genau so gut von einem Dackel gerade Beine verlangen, wie von einem Medium, daß es niemals betrügt," hat mir einmal ein begeisterter Anhänger des Okkultismus gesagt.

Soviel, warum ich von Telekinese nicht rede. Was ich davon glaube, ist eine andere Frage. Da ich keine Lust habe, in eine öffentliche Erörterung mit den Okkultisten zu treten, berühre ich diese Frage hier nicht.

Jetzt käme die Hysterie. Das ist eine Form von Psychopathie, also eine ungünstige Abweichung vom durchschnittlichen menschlichen Wesen. Aber wie alle Psychopathien, bleibt auch diese mit der Gesundheit durch fließende Übergänge verbunden. Alle Einzelzüge verschwinden in letzter Verdünnung in der normalen menschlichen Psyche, und selbst wo diese Symptome in grober Gestalt auftreten, spiegeln sie allgemein-menschliche Eigenschaften gewissermaßen im Vergrößerungsglas wieder.

Welche Eigenschaften sind dies? Das Geltungsbedürfnis, die Sucht mehr zu scheinen, als man ist, mehr zu erleben oder mindestens stärkere Erlebnisse vorzutäuschen, als dem einzelnen durch Anlage und Schicksal bestimmt worden ist. Darum ist der dem Arzt geläufigste hysterische Typ der eingebildete Kranke, der seine angeblichen Leiden benutzt, um seine Umgebung zur Beachtung, zum Mitleid, zur Liebe zu zwingen. Auch er ist nicht immer harmlos, aber doch meistens harmloser als der hysterische Schwindler z. B., der mit angenommenen Titeln und Würden und mit nie verliehenen Orden auf der Brust Hochstapeleien begeht, nur seiner Eitelkeit wegen; als die hysterische Intrigantin, die anonyme Briefe verschickt, Klatsch und Verleumdungen verbreitet oder gar sexuelle oder andere Überfälle fingiert, lediglich um eine Sensation, um einen Skandal zu erleben; oder als die wohlhabende Frau, die Ladendiebstähle begeht, nur weil sie das Verbotene reizt und weil sie die Gefahr der Entdeckung mit wollüstigem Kitzel genießt.

Das ist die Hysterie. Geht man ihr auf den Grund, so stellt sich stets das Gefühl der eigenen Unzulänglichkeit bei diesen Kranken heraus, das dunkle Gefühl, mit dem Leben, so wie es ist, normalerweise nicht fertig zu werden. Daraus entsteht erst der Wunsch, seine Rolle mit pathologischen Mitteln zu spielen. Deshalb wechselt diese Rolle so oft, deshalb nehmen diese Menschen eine Maske nach der anderen vor. Immer kommt es ihnen nur auf die äußere Wirkung an, und so ist ihre natürliche Haltung die Pose.

Man muß nur die Augen aufmachen, um die letzten Verdünnungen hysterischer Wesenszüge in seiner weiteren Umgebung stets auffinden zu können. Wer auf jeder kleinsten Reise die größten Abenteuer erlebt; wer in dem geringsten Erfolg eines andern eine persönliche Kränkung erblickt; wer niemals einen Irrtum zugeben kann — alle diese tragen den hysterischen Stachel im Fleisch. Er kann sozial ganz unbedenklich werden, wenn der Mensch reifer wird und durch wirkliche Erfolge gesättigt. Deshalb nisten sich grobe hysterische Züge bei intellektuell nicht vollwertigen Menschen mit besonderer Vorliebe ein. Dies ist der Fall bei der Heldin der letzten Telekinese. Sie hat alles erreicht, was sie will, ja, fast hätte sich ihr eine große Zukunft eröffnet. Wenn ihr Vater nicht wäre, man würde sie bald in allen möglichen Schriften als ein hervorragendes Medium bewundern. Aber natürlich, immer sind es die Väter, die den ersten Flug des Genius verhindern.

Und nun schließlich die Dummheit. Es ist gar nicht leicht, von der Dummheit zu reden. Irgendetwas haben wir alle davon — es ist z. B. sicher nicht klug, diesen Aufsatz zu schreiben — und so kann man sich bei diesem Thema reichlich unbeliebt machen. Das Schlimmste an der Sache ist, daß man, ähnlich wie beim Alkohol, nur die kleineren Dosen bemerkt; bei den größeren hält man sich für besonders nüchtern oder für besonders gescheit. Darum stehen bei manchen Menschen Selbstbewußtsein und Intelligenz zueinander im umgekehrten Verhältnis. Unsere Heldin ist zweifellos schon debil, d. h. mit etwas mehr als physiologischer Dummheit begnadet, und doch hat sie einen nicht ganz kleinen Kreis von Menschen gründlich getäuscht.

Ja vielleicht hätte sie sogar weniger Erfolge gehabt, wäre sie etwas klüger gewesen. Sie ging vollkommen naiv und deshalb geradlinig zu Werk. Und jetzt ist es rührend, ihr Erstaunen zu sehen, daß die Naivität auf der Gegenseite die noch größere ist.

Und nun schließlich die Moral von der Geschichte. Wie so häufig, spielen hier Scherz und Ernst durcheinander. Viele Leute machen sich lächerlich, obwohl es ihnen bitter ernst ist um das, was sie sagen; und die meisten lächerlichen Dinge enthalten irgendwo einen ernsthaften Kern.

Durch die Geschichte der Menschheit zieht sich ein ewiges mystisches Sehnen. Auch in den aufgeklärtesten Zeitaltern finden wir immer irgendein Ventil, das den Menschen mit dem Irrationalen verbindet. In der letzten Hälfte des vorigen Jahrhunderts hat dieses Ventil der Materialismus beinahe verstopft. Dann ist im Pendelgang aller geistigen Entwicklung der notwendige Rückschlag erfolgt, und so treten, nicht erst seit dem Kriege, sondern schon seit der Wende des Jahrhunderts, in den mannigfachsten Formen romantisch-metaphysische Auffassungen auf. Das wäre nicht mehr, als recht und wünschenswert ist; denn nur mit dem Verstand kann der Mensch das Leben nicht meistern. Aber das Zeitalter der Technik, des Kinos und der Jazzmusik scheint der Romantik und der Mystik nicht günstig zu sein — so fällt sie immer wieder in den Rationalismus zurück und sogar beim Materialismus sehen wir sie Anleihen machen. Selbst die Gelehrten, die das Irrationale verkünden, haben gar nichts mit Faust, aber sehr viel mit Wagner gemein —, nur daß kein Mephisto zu ihnen tritt, um den Homunkulus doch noch zum Leben, zum Schweben und zum Reden zu bringen. Ideenarm und trocken, ohne Schwung, ohne Kraft und ohne Glauben an sich selbst hat diese ganze mystische Welle keinen religiösen Gedanken, keinen großen Metaphysiker und keinen genialen Künstler in die Höhe getragen, sie hat nur schon seit Jahren ein Heer von Medien und Telepathen ernährt.

Und weil unsere Zeit so arm ist und doch zugleich so hungrig nach metaphysischen Gedanken und nach einem mystischen Erleben, deshalb stürzt sie sich auf Albernheiten, wie dieses arme Wurm sie jetzt in der Augustenstraße angestellt hat. Noch einmal, ich sage nichts von Telepathie und von der Telekinese, aber daß ein kleines, dummes, unentwickeltes und ungebildetes Mädel buchstäblich nur auf einen Knopf drücken muß, um nicht nur in ihrer Wohnung einen ungeheuren Spektakel zu machen, daß sie nur an eine Wand zu klopfen braucht, um die Zeitungen ganz Deutschlands in Aufruhr zu bringen, das könnte uns doch nachdenklich stimmen.

II. Die Psychopathologie und die Kunst[1].

Das Thema, über das ich heute zu Ihnen sprechen soll, habe ich durch 25 Jahre vermieden. Es ist an sich heikel und zudem durch peinliche Entgleisungen von früher belastet. Aber heute glaube ich Anlaß zu haben, mich mit ihm doch auseinanderzusetzen. Ein berühmter Dichter und ein bekannter Psychiater haben mir das Stichwort gegeben.

Es ist noch nicht allzu lange her, daß die Psychiatrie nur mit den schwersten Graden seelischer Störung und daß der Irrenarzt lediglich mit solchen Kranken zu tun hatte, die man ihrer Gefährlichkeit wegen einsperren mußte. Man braucht nicht zu sagen, daß diese Kranken den Künstler wenigstens zu psychologischen Problemen nicht anregen konnten. Gewiß hat sich die Kunst beinahe aller Zeiten, von denen wir wissen, immer wieder auch mit seelisch gestörten Menschen beschäftigt; aber die Geisteskrankheit war dann ein Unglück wie eine Lawine oder eine Feuersbrunst auch; sie war die Wirkung von Dämonen und der Anlaß für einen Heiligen, diese zu bannen; oder sie war einfach ein Naturgeschehen, eine Bewegung, Haltung oder ein Ausdruck, deren Ungewöhnlichkeit zur Darstellung reizte. Bei einem Bilde Breughels streitet man, ob es den Veitstanz oder eine Springprozession darstellen soll; das mag sein, wie es will; sicher aber hat Breughel das Bild einfach der lebhaften Bewegung wegen gemalt, ähnlich wie sich spätere Künstler von meist sehr viel geringerem Rang ge-

---

[1] Vortrag, gehalten in der Münchener Goethe-Gesellschaft am 14. Februar 1927. Süddeutsche Monatshefte 24. II. 27.

legentlich hysterische Typen als Modelle ausgesucht haben, nicht weil sie die Krankheit, sondern weil ihr Geschmack und der ihrer Zeit das Pathos und die Pose gebrauchten.

Nun ist es freilich beinahe unmöglich, feinere und psychologisch verständliche seelische Störungen im Bilde wiederzugeben. Wir Psychiater überzeugen uns täglich davon, wenn wir den Ausdruck unserer Kranken auf der photographischen Platte festzuhalten versuchen; schon das gelingt nicht; Zeichnungen aber sind entweder vieldeutig oder übertrieben, also eine Karikatur. Insofern beweist es mehr, daß auch die Dichtkunst früherer Zeiten, soweit ich wenigstens sehe, die Geisteskrankheit als psychologisches Problem nicht gekannt hat. Polonius ist ein vorzüglich beobachtetes Beispiel eines schwatzhaft und eitel gewordenen Greises; in der Entwicklung des Dramas aber spielt er kaum eine andere Rolle als ein vom Dache fallender Ziegel. Hamlet dagegen ist gewiß eine von den problematischen Naturen, deren Unzulänglichkeit später Goethe so treffend gekennzeichnet hat, und in eben dieser Problematik liegt die ganze Tragik des Stückes begründet; geisteskrank jedoch — nein für geisteskrank oder auch nur für abnorm hat Shakespeare ihn sicher ebensowenig gehalten wie Goethe später den Tasso. Und wenn schließlich Ophelia und Gretchen unter der Wucht ihres Schicksals in seelische Störung verfallen, so steht die Krankheit am Ende und nicht am Beginn des Konflikts, und soll sie auch psychologisch verstanden werden, so ist sie doch — man kann sagen, Gott sei Dank — ohne jede Rücksicht auf die psychiatrische Erfahrung, frei aus der Phantasie des Dichters geschaffen.

Es ist klar, daß, so lange die Dinge so lagen, auch für die Psychiatrie kein Anlaß bestand, sich von Berufs wegen mit der Kunst zu befassen. Das ist erst im letzten Menschenalter anders geworden. Anders dadurch, daß die Kunst sowohl wie die Psychopathologie immer weiter in ein Gebiet vorgedrungen waren, in dem sie sich notwendig begegnen mußten, in das jener seelischen Anomalien, die noch keine eigentliche Geisteskrankheit sind und die man deshalb auch von der Gesundheit nicht scharf abgrenzen kann.

Wir sprechen in solchen Fällen von Psychopathien. Und nun muß ich ein wenig lehrhaft werden und dem Laien sagen, was wir darunter verstehen. Es gibt Gehirnkrankheiten infolge einer Infektion, einer Vergiftung, einer Verletzung z. B., die unter anderem auch seelische Störungen bewirken. Der Laie versucht auch diese Fälle, wenn sie in seiner Umgebung auftreten, zumeist psychologisch zu deuten. Aber er irrt dabei; hier handelt es sich um ein rein biologisches Geschehen, um einen körperlichen Vorgang, den wir studieren, mit dem wir aber psychologisch nichts anfangen können. Nun kann man aber noch auf eine andere Weise geisteskrank oder wenigstens seelisch auffällig werden. Kein Mensch gleicht dem andern vollkommen, und so gibt es nicht den normalen Menschen schlechthin, sondern eine unendliche Reihe verschiedener, jedoch immer noch normaler menschlicher Typen. Jenseits der beiden Enden dieses bunten seelischen Spektrums aber stehen Menschen, die nicht nur ungewöhnlich, sondern irgendwie auch lebensuntüchtig sind, und die nennen wir dann Psychopathen. Genau wie das Ultraviolett und das Ultrarot mit den sichtbaren Farben, bleiben auch sie mit der Gesundheit durch fließende Übergänge verbunden und gesetzmäßig enthalten sie neben gewissen abnormen stets eine Menge durchaus normaler Eigenschaften — so ist es oft eine Sache der Willkür, ob man diesen oder jenen noch zu den selteneren Spielarten oder schon zu den psychopathischen Abarten zählt.

Dies ist einer der Gründe, aus denen nicht nur hier in den Beziehungen zwischen Kunst und Psychopathologie, sondern noch mehr in sozialen Zusammenhängen, vor Gericht etwa, Grenzstreitigkeiten immer wieder vorkommen müssen. Hier ist denn auch vor einem Menschenalter der erste Zusammenstoß zwischen Künstlern und Psychiatern erfolgt. Die Schuld daran lag lediglich bei den Psychiatern. Natürlich hatte sich — die ersten Ansätze sind mindestens schon in Goethes problematischen Naturen zu finden — natürlich hatte sich auch der Künstler längst mit psychopathischen Menschen beschäftigen müssen; ja am Ende des letzten Jahrhunderts und zu Beginn des unsrigen hatte er es sogar aus denselben Gründen getan, aus denen auch die Irrenärzte ihr Interesse immer mehr vom Gehirn dem Geist und von den organischen Psychosen den abnormen Konstitutionen zugewandt hatten. Beide haben sich nicht nur gegenseitig beeinflußt, sondern beide wurden von derselben Grundströmung getragen. Es war die Zeit, in der Darwins Lehren die Geister auch außerhalb des engeren naturwissenschaftlichen Gebietes bewegten, in der man sich überall um die Frage der Vererbung nicht nur, sondern auch um die zu kümmern begann, ob nicht jedes Volk sowohl wie das einzelne Geschlecht nach einer gewissen Zeit des Aufstiegs gesetzmäßig entarten und aussterben müsse; es war zugleich die, in der die zunehmende Industrialisierung Europas die Sorge groß werden ließ, ob sich unser Nervensystem einer so schnellen Umgestaltung unserer äußeren und inneren Lebensbedingungen auch anzupassen vermöchte, und ob wir nicht immer nervöser oder, wie Lamprecht sagte, reizsamer würden; und es war endlich die Zeit, in der an den verschiedensten Stellen und in mannigfaltigen Formen ein neues psychologisches Interesse erwachte.

Für die Psychiatrie kam — leider — noch eines hinzu: sie machte gerade ihre Flegeljahre durch. Man war jung damals und traute sich schrecklich viel zu; überall sah man neue Probleme und nirgends eines, das zu lösen man sich nicht kräftig genug fühlte; und wie immer in der Jugend: die Wege zur Lösung schienen so einfach zu sein.

So war es kein Wunder, daß manches geschah, was wir heute gern ungeschehen wissen würden. Jetzt werden Dürer und Velasquez, Jan Steen, Breughel und Wiertz, Shakespeare, Goethe und viele andere über ihre medizinischen Kenntnisse verhört; Gutachten schreibt man, ob Gretchen zurechnungsfähig war, und welche Diagnose die arme Ophelia verdiente; Ibsens Oswald wird zum Paralytiker und König Lear zu einem Vertreter der senilen Demenz. Ich könnte diese Reihe sehr weit verlängern; wir haben uns von diesem Unsinn auch heute noch nicht erholt; ja, wie es in der Medizin meistens geht: jetzt nach einem Menschenalter wirken sich unsere Irrtümer bei den Laien erst aus. Darstellende Künstler haben in Irrenhäusern und in psychiatrischen Lehrbüchern die Sprache und das Benehmen von Paralytikern und anderen Geisteskranken studiert, um als Ophelia, Gretchen, Oswald und Gabriel Schilling der Natur, d. h. also der Krankheit möglichst nahe zu kommen. Noch kürzlich hat vor meinen Augen eine junge Schauspielerin als Ophelia schlechthin alles übertroffen, was man an heftiger Erregung auf unseren unruhigen Abteilungen jemals erlebt; sie hat dabei — das brauche ich nicht erst zu sagen — auch wirklich alles Gehaltvolle und Feine, kurz jede Poesie dieser Rolle buchstäblich zu Tode geschrien und getrampelt.

So rächen sich an uns noch im zweiten und dritten Glied unsere Sünden. Aber freilich: ich bin mit meiner Beichte auch noch gar nicht zu Ende; wir haben noch mehr auf dem Kerbholz: Lombrosos Behauptung vom „Genie und Wahnsinn" und die von Moebius eingeführten „Pathographien".

Lombrosos Behauptung war keineswegs neu. Von jeher, außer vielleicht bei den Griechen, die einen harmonischen Ausgleich suchten und fanden, von jeher hat die Zwiespältigkeit des menschlichen Seins, seine Zugehörigkeit zur Natur sowohl wie zu einer geistigen Welt die Menschen und die Völker geängstigt, wenn sie reifer und nachdenklicher wurden. Bald war alles Natürliche Sünde, bald alles Geistige ungesund oder abnorm. Jetzt kam Darwins Lehre, und nun ist es wieder einmal das Geistige, das dem Natürlichen Platz machen muß. Es gilt nur die Natur, die sich nach ewigen Gesetzen aufwärts entwickelt und alles abstößt, was diesen Aufstieg behindert. Der Geist, oder, wie man jetzt sagt, das Gehirn spielt in diesem großen Geschehen eine sehr untergeordnete Rolle, und jeder Versuch, diese Rolle zu heben, bedeutet an sich schon Degeneration. Deshalb verkümmert beim geistigen Menschen zuerst der Körper und schließlich stirbt er durch Kinderlosigkeit aus.

Das etwa sind die Gedanken — für die übrigens weder Darwin noch der eigentliche Darwinismus verantwortlich gemacht werden können —, aus denen Lombrosos Lehre entstanden ist. Seine Beweisführung im einzelnen ist dieselbe, die er schon beim Delinquento nato angewandt hat. Der geborene Verbrecher, der Geisteskranke und das Genie werden auf eine Stufe gestellt, bloß weil sie anders sind als der Durchschnitt. Alle sind Formen einer entarteten Menschheit und alle weisen körperliche Degenerationszeichen auf; manche Organe fallen in frühere Tierformen zurück und andere gehen zugrunde, weil man sie nicht richtig gebraucht. Die genialen Leistungen aber sind genau so Ausfluß einer krankhaft entarteten Hirntätigkeit wie das Verbrechen.

Das war so — sagen wir: kühn, daß Rudolf Virchow und der damalige Berliner Psychiater Jolly nicht einmal eine Widerlegung für notwendig hielten. Aber hier war ein

Affekt mit im Spiel: die alte Furcht des Menschen, Geist und Entartung gehörten zusammen, wurde hier von einem Schlagwort getroffen, und Schlagwörter sind bekanntlich viel wirksamer als tausend Beweise. Das ist der Grund, daß Lombrosos Lehre immer noch lebt.

Freilich in einer gezähmteren Form — in der sogenannten „Pathographie". Ein gebildeter und geschmackvoller Mann hat diese Arbeitsweise, diese Krankengeschichten von Künstlern begründet und hätte er nur immer gleichwertige Nachfolger gehabt, so wären die Pathographien gegen Lombroso wirklich ein sehr großer Fortschritt. Aber dann sind die anderen, die Allzuvielen gekommen, die jede Kunst und jede Wissenschaft mitschleppen muß — kein berühmter Mann war nun seines Lebens mehr sicher; lebendig oder tot, er wurde vor einen Gerichtshof gezerrt, dem neben Takt, Geschmack und geschichtlichem Sinn häufig sogar die psychiatrischen Kenntnisse fehlten.

Moebius selbst hatte — leider — gleich mit Goethe den Anfang gemacht. Sein Buch ist ein Schulbeispiel für den Fehler, in den junge Forschungsrichtungen so leicht verfallen: daß sie ihre Ergebnisse vorzeitig in die Öffentlichkeit tragen und dann viel mehr behaupten, als sich rechtfertigen läßt. Kraepelin hatte damals auf gewisse leichtere Formen des sogenannten manisch-depressiven Irreseins aufmerksam gemacht und damit eine nicht ganz kleine Anzahl von nervösen Zuständen, die mehrfach im Leben kommen und gehen, als psychische Störungen gedeutet. Das war gut und war eine durchaus innere Angelegenheit der Psychopathologie. Aber nun fand Moebius auch in Goethes Leben eine solche Periodizität, und da er doch von der Pathologie ausgegangen war, so war für ihn und für seine Nachfolger auch diese Periodizität pathologisch.

Goethe ein Psychopath! Es könnte ja so sein, und wir

würden zum mindesten die Energie seines Wesens noch mehr bewundern, wenn er seine Werke und sein Leben trotz krankhafter Hemmungen aufgebaut hätte. Aber ehe man das Urbild einer großen, starken und harmonischen Persönlichkeit mit pathologischen Schatten versah, hätte man doch wohl fragen müssen, ob denn die Sache nicht umgekehrt und ob die Periodizität nicht eine normale seelische Eigenschaft sei, die im manisch-depressiven Irresein erst eine krankhafte Verzerrung erführe. Zum mindesten jeder geistige Arbeiter kennt Schwankungen seines seelischen Gleichgewichts, die auch seine Leistungen nicht unberührt lassen. Diese Schwankungen hat Goethe natürlich auch durchgemacht, aber sie sind nicht krankhaft gesteigert gewesen. Daß ein fleißiger Schuster seine Stiefel regelmäßiger liefert als ein Künstler Bilder, Gedichte und Dramen, oder daß er uns doch handgreifliche Gründe sagt, wenn er ausnahmsweise einmal nichts herstellen kann, ja das ist sicherlich wahr. Gibt es aber wirklich geistige Arbeiter, die nicht Zeiten der Erschöpfung, der Sammlung, des Reifens und Wartens erlebten — von den inneren Krisen gar nicht zu sprechen, die alle Menschen durchmachen müssen, und in denen man wohl körperlich und mechanisch, aber doch sehr selten geistig und schöpferisch arbeiten kann. Von solchen Krisen hat Goethe entweder gar nicht oder erst nach Jahren gesprochen.

Ich habe bei diesem Beispiel ein wenig verweilt, weil ich es für symptomatisch wichtig halte. Was für Goethe und seine Periodizität gilt, gilt für sehr viele angeblich psychopathische Züge, die man vor zwanzig Jahren den Künstlern und anderen geistigen Menschen nachgesagt hat. Wir wußten damals vom Gesunden noch weniger als heute, und wir haben erst inzwischen erfahren, wie viele von diesen Zügen, die sich bei Psychopathen in der Tat krankhaft verzerren und steigern, an sich eine normale menschliche Eigentümlichkeit bilden.

Aber man soll das Kind nicht mit dem Bade ausschütten; es gibt auch gute Pathographien. Auch für die Literatur ist es wichtig zu wissen, wann bei Nietzsche eine schwere Hirnkrankheit eingesetzt hat oder ob Hölderlins Psychose aus körperlichen oder aus seelischen Ursachen entstanden ist. In dieser Hinsicht hat man manches brauchbare Material zusammengetragen, so daß man jetzt mit größerem Recht als einst Lombroso die Frage aufnehmen kann, ob Künstler häufiger geisteskrank oder wenigstens psychopathisch sind als andere Menschen und, wenn es so wäre, inwiefern und warum.

Was den ersten Teil dieser Frage angeht, so lassen die bisher festgestellten Tatsachen meines Erachtens eine einfache Bejahung nicht zu. Berücksichtigen wir nur, was sich als normal bestimmt nicht auffassen läßt, und ziehen zugleich alles ab, was nur von bedeutenden Menschen bekannt zu werden pflegt, aber bei anderen vielleicht auch vorkommt, so bleibt nicht viel übrig. Der eine ist geisteskrank geworden, der andere hatte kranke Verwandte, und bei einer dritten Gruppe trafen normale — hier also bedeutende — Anlagen mit psychopathischen zusammen. Daß das alles in anderen Familien auch beobachtet wird, ist nicht zweifelhaft. Wenn sich der Nachweis, daß krankhafte Züge bei hervorragenden Menschen häufiger seien, aber doch erbringen ließe, so würde immer noch zu prüfen sein, ob gewisse Störungen nicht einfach als Folge eines ungewöhnlichen inneren und äußeren Lebensschicksals aufgefaßt werden müssen — auch das wäre etwas anderes als der Zusammenhang, den Lombroso annahm: das Genie selbst Symptom einer krankhaften Hirnanlage und geniale Leistungen den Erscheinungen des Irreseins verwandt.

Sehen wir uns aber die Künstler an, die wirklich geisteskrank oder psychopathisch gewesen sind, so müssen wir immer noch zwischen den verschiedenen Arten von seelischen Störungen streng unterscheiden. Wenn eine im Leben erworbene Krankheit, eine Infektion z. B., schließlich auch das Gehirn ergreift, so ist das in diesem Zusammenhang kein Problem, sondern ein Zufall. Anders liegt es schon mit Hölderlins Krankheit. Auch sie war gewiß nicht seelisch bedingt und hing nicht von den Beziehungen zu der Diotima ab. Aber auch ihre körperlichen Ursachen waren wahrscheinlich nicht erst im Leben erworben. Manches spricht dafür, daß man die Schizophrenie, an der Hölderlin litt, nicht ohne eine besondere Konstitution, eine von Geburt an vorhandene körperliche und seelische Struktur bekommen kann. Diese Konstitution ist an sich nicht krank; sie findet sich oft und führt gewöhnlich weder zur Krankheit noch zum Genie, sie kann nur das eine sowohl wie das andere tun, und in seltenen Fällen, wie in dem Hölderlins, tut sie beides zugleich. Dann ist natürlich die Krankheit ebensowenig die Folge des Genies wie das Genie die Folge der Krankheit, und doch treffen beide nicht ganz zufällig zusammen.

Wie gesagt, bei Hölderlin und bei anderen Künstlern, die, medizinisch gesehen, mit ihm in eine Gruppe gehören — man hat es von Svedenborg, Strindberg, van Gogh behauptet, wie mir scheint, nicht immer mit zureichenden Gründen — also bei allen schizophrenen Künstlern ist eine derartige Erklärung möglich. Daß sie schon so vollkommen bewiesen wäre, wie es an manchen Orten dargestellt wird, glaube ich nicht. Bewiesen aber ist dieser Zusammenhang für eine andere seelische Anlage, die wir zuerst auch nur in der groben Gestalt einer ausgesprochenen Krankheit, der Manie kennengelernt, von der wir aber inzwischen erfahren haben, daß sie in immer stärkeren Verdünnungen schließlich in der normalen Psychologie, und zwar wieder in der Psychologie eines ganz bestimmten Menschentypus verschwindet.

In dieser Form, in der Gestalt eines sonnigen, selbstsicheren, lebhaften und aktiven Temperaments bedeutet auch diese Konstitution durchaus keine Krankheit, im Gegenteil, man kann sich eine bessere Mitgift fürs Leben kaum wünschen. Auch später werden Menschen dieser Art sehr häufig nicht krank; aber auch sie können es werden: manisch oder im Gegenteil depressiv, oder wenn wir es ganz vorsichtig ausdrücken wollen: wir können es diesen Temperamenten nicht ansehen, ob auf ihrem Boden nicht eines Tages eine — übrigens zumeist vorübergehende — Krankheit entstehen wird. Wohl aber können wir häufig feststellen, daß gerade diese Anlage zu hervorragenden Leistungen befähigt, Leistungen, die wieder ohne krankhafte Unterbrechung das ganze Leben durchsetzen oder zuweilen auch durch Zeiten der Niedergeschlagenheit, der Entschlußlosigkeit und der geistigen Ebbe unterbrochen werden. Nun besteht kein Zweifel, daß wir nicht bloß die gesunden, sondern auch manche schon pathologische Vertreter dieser Gruppe auch unter den Künstlern finden. Subjektives Wohlbefinden sowohl wie die Mehrleistungen im durchschnittlichen Verhalten werden dann durch gelegentliche Verstimmungen bezahlt. Das ist dann die krankhafte Steigerung der normalen Periodizität, die ich vorhin erwähnte. Sie kann sich auch in der umgekehrten Form äußern: im ganzen eine trübe Lebensauffassung, müdes, schwerfälliges und phantasieloses Denken und Handeln und dann plötzlich für kurze Zeit ein Blitzen und Leuchten, eine lebhafte Tätigkeit, der zuweilen auch die Kunst wertvolle Früchte verdankt.

Aber ich wiederhole es noch einmal, das Temperament selbst ist nicht krank. Was heißt denn überhaupt krank auf diesem Gebiet? Krank, zum Psychopathen wird man erst durch die Übertreibung dieser oder jener Eigenschaft, durch die Überspannung dieses oder jenes Temperaments.

Ich möchte das noch mit einem anderen Beispiel belegen, das auch gelegentlich Künstler betrifft. Es gibt Psychopathen, die kein rechtes Verhältnis zur Wahrheit und Wirklichkeit haben, die hohl und unecht wirken, weil sie dauernd und stärker als der Durchschnitt das Bedürfnis empfinden, anerkannt und beachtet zu werden. Um ihr Lebensbedürfnis zu befriedigen oder, wenn man tiefer sieht, um das Gefühl ihrer Unzulänglichkeit vor sich selbst zu verbergen, setzen sie sich immer wieder in Szene, müssen sie alles aufbauschen und übertreiben, Krankheit und Unglück ebensowohl wie Fähigkeiten und äußeren Erfolg. Eben deshalb gelangen sie in schweren Fällen auch zu einer einigermaßen geschlossenen Persönlichkeit nicht; sie sind heute jemand ganz anders als morgen, aus „Geltungsbedürfnis", wie man das nennt, gleiten sie aus einer Rolle in die andere, nehmen eine Maske nach der anderen vor. Ihre meist sehr große Phantasie verwandelt die rauhe Wirklichkeit in ein geträumtes oder gespieltes Leben — dabei täuschen sie nicht bloß die anderen, sondern wenigstens vorübergehend auch sich selbst.

Handelt es sich um ausgesprochene, sozial auffällige Naturen dieser Art — und sie können sozial sehr bedenklich werden — so spricht man von einer hysterischen Konstitution. Aber auch diese pathologische Anlage wird von der Norm nirgends durch eine scharfe Grenze getrennt, und auch die schwersten Fälle von Hysterie spiegeln bekannte Eigentümlichkeiten der gesunden Psyche gewissermaßen im Vergrößerungsglas wieder. Ja zuweilen flüchtet sich ein Mensch erst nach schweren Erlebnissen in die Krankheit hinein und in anderen Fällen findet er sich, mit oder ohne fremde Hilfe, auch aus seiner Hysterie wieder heraus.

Gerade das habe ich mehrfach bei Künstlern gesehen. Sie waren in ihrer Jugend unzweifelhaft krank; dann wurde ihre Phantasie in ein gesundes, in das künstlerische Fahrwasser geleitet, und zugleich kamen wirkliche, verdiente Erfolge: sie hatten es nicht mehr nötig, hysterisch zu sein. Auch diese Fälle zeigen, daß es für die Feststellung des Kranken keine allgemeingültigen Maßstäbe gibt. Das ist viel zu wenig bekannt, und weil es so unbekannt ist, darum hat man so oft das Ungewöhnliche krank oder auch das Kranke bedeutend genannt. In beiden Fällen hat man zumeist schon die Fragestellung verfehlt.

Wer von dem Genie das stumpfe Gleichmaß des Spießers verlangt, wer es dem geistigen Menschen als Krankheit anrechnet, wenn er nicht Druckbogen ausspeit wie eine Maschine, wer das, was Goethe das Dämonische nennt, wer die Zeiten, in denen schöpferische Naturen von neuen Ideen, von künstlerischen, wissenschaftlichen, wirtschaftlichen oder politischen Einfällen überschüttet, ja man kann sagen, überfallen werden, oder aber die, in denen sie bei der Gestaltung einer solchen Idee alles andere um sich und in sich vergessen — wer diese Zeiten mit dem hysterischen oder epileptischen Dämmerzustand vergleicht und wer schließlich den hysterischen Schwindler und den Dichter in demselben Atemzug nennt, ja der hat es freilich leicht, das Genie für wahnsinnig und alle Künstler für mindestens psychopathisch zu halten. Auch daß Michelangelo oder Beethoven grausam einsam waren in ihrem Leben, wird man in diesem Zusammenhange nicht anführen dürfen — wohl aber, daß nicht bloß Michelangelo und Beethoven, sondern auch Goethe und Shakespeare, daß alle, die mehr vom Leben gefühlt, geahnt und gewußt haben als die große Menge, daß die gewöhnlich auch mehr gelitten haben. Dies und nur dies hat Aristoteles mit seiner Bemerkung gemeint: die meisten talentierten und genialen Männer neigten zur Melancholie. Ein Künstler, das ist ja wohl ein Mensch, der gewisse Zustände seiner Seele in bestimmten Formen unbedingt ausdrücken muß. Er befreit sich von seinen inneren Erlebnissen durch seine Kunst, und oft genug ist das Erlebnis ein Leid. Darum vermag die Kunst auch die anderen zu trösten, und darum vermag es die einzelne Schöpfung doch gewöhnlich nur da, wo sich der andere nach verwandtem Erleben in das des Künstlers wenigstens einfühlen kann.

Ich glaube, dies alles mußte einmal ausgesprochen werden; man könnte dann doch vielleicht vorsichtiger werden und sich hüten, jede ungewöhnliche Stimmung bei Künstlern gleich krankhaft zu nennen. Die Gründe, warum man es nicht soll, haben sich freilich gewandelt. Vor zwanzig, dreißig Jahren hätten weite Kreise lieber für schlecht als für psychopathisch gegolten, und die Künstler und die, die sie und ihre Werke verehren, haben sich mit Recht und mit Entrüstung gegen den Vorwurf der Krankheit gewehrt. Heute sind wir auf dem besten Wege, nicht bloß an das Kranke beim Künstler zu glauben, sondern zugleich im Gesunden einen halben Trottel oder doch mindestens einen unerträglichen Spießer zu sehen.

Das ist keine Übertreibung. Ich könnte diese Behauptung leicht mit bekannten Namen belegen. Und diesmal sind es nicht nur ein paar Psychiater — bei denen sich übrigens noch streiten läßt, ob man sie nicht richtiger den Literaten zurechnen soll —, sondern jetzt sind es auch die Dichter, die die Psychopathie, die Krankheit höher stellen als die nach ihrer Meinung immer platte, allzu bürgerliche Gesundheit.

Sie können sich darauf berufen, daß in unseren Tagen von unzweifelhaft kranken Personen — ich nenne Strindberg und van Gogh — Wirkungen ausgehen, die früher nicht möglich gewesen sind. Dazu kommt, daß man gleichzeitig zwischen den Malereien und den Skulpturen bestimmter Geisteskranker und manchen expressionistischen Schöpfungen gewisse Beziehungen aufgedeckt hat. Nun heißt es entweder wie schon zu Goethes Zeiten: die neue Kunstrichtung, diesmal also der Expressionismus, ist krank oder, was unseren Tagen vorbehalten war: man muß also krank sein, wenn man Künstler sein will. Aber beides ist falsch. Zunächst sind Kunstwerke, wirkliche Kunstwerke von Kranken sehr selten; man hat an vielen Orten und lange gesucht, bis man in ganz Deutschland über eine einzige kleine Sammlung verfügte. Dann aber besitzt der Expressionismus ganz ähnliche Beziehungen zu primitiven Kunstwerken auch; man wird aus ihnen also nicht mehr schließen dürfen, als daß gewisse Ausdrucksformen der menschlichen Seele auf verschiedene Weise und aus verschiedenen Anlässen bloßgelegt werden können.

Trotzdem sind diese beiläufigen Arbeiten von Geisteskranken unzweifelhaft mit daran Schuld, wenn man jetzt auf einmal Kunst und Krankheit so miteinander nennt, als ob sie irgendwie zueinander gehörten. Nicht bloß in der populären, sondern auch in der Fachliteratur kann man von den „Offenbarungen" lesen, die wir den verworrenen Bildern und den zerfahrenen Reden unserer Patienten verdankten, und so ist es kein Wunder, daß sich allmählich auch bei manchen Künstlern und erst recht bei vielen Schriftstellern der Gedanke durchgesetzt hat: seelisch nicht allzu gesund zu sein könnte unter Umständen sogar einen Vorzug bedeuten.

Selbstverständlich sind auch hier, wie bei allen solchen Bewegungen, viele Mitläufer dabei. Auch hier finden wir die Halben, die die menschliche Sprache nach Art des Papageien mißbrauchen; die Maler und Literaten, die aus impotentem Ehrgeiz mit den Kleksereien und dem Geschreibsel mancher Geisteskranker in Wettbewerb treten; oder jenen Schwabinger Typ, der seinen Mangel an Kraft durch die Betonung eines hohlwangig blassen Ästhetentums rechtfertigen will. Aber von denen spreche ich nicht. Es gibt auch selbständige und wertvolle Menschen, die uns ein neues Ideal der Geistigkeit hinzustellen versuchen, das frühere Geschlechter als angekränkelt abgelehnt hätten.

Ich möchte hier nicht mißverstanden werden. Daß die Kunst — ich brauche nur Ibsen, Zola, Hauptmann, Thomas Mann zu nennen — in zunehmendem Maße die Problematik psychopathischer Charaktere behandelt, das meine ich nicht. Schließlich geht es den Dichter nicht einmal an, ob wir Ärzte manches Ungewöhnliche für pathologisch erklären, und schon deshalb wird durch diese Stoffe an sich die Psychopathie noch durchaus nicht verherrlicht. Auch daß die Kunst gelegentlich durch psychiatrische Lehrmeinungen beeinflußt worden ist, die wir selbst nach einigen Jahren berichtigen mußten, und daß z. B. der Glaube an die gesetzmäßig eintretende Entartung eines Volkes sowohl wie des einzelnen Geschlechts heute von der Wissenschaft nicht mehr in dem Maße festgehalten wird, wie man nach manchen Dramen und Romanen annehmen sollte, auch das ist unvermeidlich und durchaus kein Unglück. Aber daß Worte, die vor einigen Jahrzehnten im Anschluß an die Lehren Magnans vom „dégénéré supérieur" aufgekommen waren, jetzt einen neuen Idealtypus kennzeichnen sollen, daß es nun wieder heißt: „Nur die Neurastheniker leisten etwas" oder „sie sind das Salz der Erde", daß ein Psychiater meint, die Nervösen stellten nicht nur den Abschaum, sondern auch die geniale Elite der Menschheit, und daß schließlich bedeutende Künstler die Gesundheit beinahe lächerlich machen — dies alles ist nicht nur dehalb bedenklich, weil unser Geschlecht der Gesundheit so dringend bedarf wie kaum irgendeines jemals vor ihm.

Wie ist es dazu gekommen? Ein Grund ist wohl der, daß im Pendelschlag der Entwicklung seit der Wende des Jahrhunderts die materialistische Flutwelle wieder einmal von einer romantisch-mystischen abgelöst worden ist, und daß man nach aller Überschätzung von Zivilisation und Technik und nach allen Enttäuschungen des Zusammenbruches Vernunft und Wissenschaft, Verstand und Kritik lediglich deshalb verachtet, weil sie dem Menschen nicht alles zu geben vermögen. In dem unklaren Streben, die alte Welt zu zerschlagen und alle Werte zu tauschen, in diesem geistigen Chaos klingt nun auch der uralte Gedanke mit an: daß die Geisteskrankheit etwa Heiliges sei und der Kranke der Künder einer göttlichen Weisheit. Freilich neben diesem gibt es noch einen sehr viel trivialeren Grund — und Skeptiker werden den für den wichtigsten halten: man hat den Leuten so lange erzählt, die Kultur lasse den Menschen entarten, bis ihnen schließlich nur noch die Wahl blieb, entweder unkultiviert oder psychopathisch zu sein. Da haben sich alle Snobs für den Psychopathen entschieden.

Aber vielleicht hätte dies alles nicht ausgereicht, wenn nicht schon vorher, längst vor dem Kriege, der Boden unter uns aufgewühlt worden wäre: durch den Einbruch der russischen Literatur. Der ganze Osten von Rußland bis nach China und Indien steht ja bei uns überaus hoch im Kurs. Daß weder die russische Psyche noch die chinesische Kultur, noch auch die indische Philosophie zu unserem Wesen und zu unseren Lebensbedingungen passen, das macht man sich dabei meistens nicht klar. Immerhin ein wenig China und Indien wäre als Gegengewicht gegen die zunehmende Amerikanisierung vielleicht gar nicht so schlecht. Ob uns die russische Literatur aber wirklich wird fördern können, das darf man trotz alles ihres künstlerischen Gehalts und trotz aller ihrer psychologischen Intuition, das darf man trotz alledem ernsthaft bezweifeln.

Sicher aber ist es ein Mißverständnis, wenn man sich auf die Russen und besonders auf Dostojewski beruft, um, wie Thomas Mann es einmal ausgedrückt hat, das klinisch Minderwertige heilig zu sprechen. Es ist ja gar nicht das Kranke, das uns bei Dostojewski erschüttert; das Kranke fügt er seinen Gestalten — man weiß ja schließlich, weshalb — häufig durchaus unorganisch hinzu, und auf den, der von Psychopathologie etwas weiß, wirkt es dann ungehörig und fremd. So ist der „Idiot" ein ethisches Ideal, das auch ich mir aus der Weltliteratur nicht mehr fortdenken kann, aber epileptische Anfälle hat ein Mensch von diesen seelischen Eigenschaften ein für allemal nicht, oder, richtiger ausgedrückt, niemals sieht ein Epileptiker seelisch so aus.

Und das gilt ganz allgemein: was uns bei Dostojewski ergreift, das ist nicht der Kranke, nicht der Trinker und nicht einmal der haltlose Dégénéré; was uns erschreckt, ist der Normale, der uns ohne die gewohnte Verhüllung begegnet, ist der Gesunde, der allerdings anders aussieht als die Puppen z. B., mit denen etwa Lessing seine Dramen zu konstruieren versucht. Alles, was wir gewohnt waren, nicht nur den anderen, sondern auch uns selbst zu verschweigen, alle Untiefen unserer Seele, alle dunklen Triebe und alle bösen Gedanken werden verworren, traumhaft und dumpf und doch in schamloser Nacktheit gezeigt. Selbst der Hinweis auf das Unterbewußtsein, für das der Mensch nicht verantwortlich ist, und dem zum Trotz er sich immer noch ein sehr moralisches Oberbewußtsein einbilden kann, selbst dieser tröstliche Hinweis fällt fort. So sehen wir uns so, wie wir sind, aber wir erfahren zugleich, daß wir nicht allein sind mit dem, was wir von uns so gern nicht wissen möchten und doch — leider nur allzu gut wissen.

Aber gerade dies ist nicht krank. Gewiß, in einer aufgewühlten und in ihren Fugen krachenden Gesellschaft, wie Dostojewski sie zeichnet, haben von jeher auch Psychopathen eine besondere Rolle gespielt; aber wäre bloß von ihnen die Rede, niemals kämen Dostojewskis Wirkungen zustande, denn die Gesellschaft als Ganzes war auch in Rußland nicht krank, und sie hätte sich in bloßen Psychopathen auch nicht wiedererkannt. Darum sollen wir uns aber auch nicht einreden lassen, daß wir krank sind, und daß es in gewissem Sinne sogar wünschenswert sei, ein Kranker zu sein.

Auch diese Bewegung hat übrigens vor gar nicht langer Zeit einen Vorläufer gehabt, der noch unerfreulicher, dafür aber auch gefahrloser war. Auch von den Homosexuellen hat man schon vor Jahren erzählt, daß sie am Baume der menschlichen Entwicklung eine besonders edle Blüte bedeuten. Das hat niemanden geschadet und den Homosexuellen ebensowenig genutzt. Die Mehrheit war eben nicht invertiert, und so ist sie über diese lächerliche Behauptung zur Tagesordnung übergegangen. Aus Menschen jedoch, aus gequälten, innerlich zermürbten Menschen, mit allen möglichen dunklen und peinlichen Trieben und Wünschen, aus solchen Menschen besteht jedes Volk, und darum findet in der russischen Literatur heute jeder irgendwie seinen Spiegel.

Ist es gut, in diesen Spiegel zu sehen? Für den Übergang möglicherweise. Wir werden vielleicht beruhigter werden über uns selbst und verständnisvoller und gütiger gegen die anderen, und namentlich dieses könnte nicht schaden. Aber allzu lange soll man sein Inneres ganz gewiß nicht bespiegeln — man wird hypochondrisch dabei oder eitel oder beides zugleich. Und wenn ich überdies sage: dieser Spiegel ist verbogen, und das Bild, das er gibt, ist verzerrt, so werde ich hinzusetzen müssen, daß das nicht bloß an den krankhaften Zutaten liegt. Auch das rein Menschliche und namentlich das Allzu-Menschliche ist bei Dostojewski ins russisch Grenzenlose gesteigert. „Ein völlig amoralisches Denken und Empfinden, eine Fähigkeit, das Göttliche, Notwendige, Schicksalhafte auch noch im Bösesten, auch noch im Häßlichsten zu erfühlen und auch vor ihm noch Hochachtung und Gottesdienst darzubringen, ja gerade vor ihm besonders", so kennzeichnet Hermann Hesse das „neue Ideal", das Dostojewskis Werke in Europa verbreiten und von dem er, Hesse, das Chaos in Europa befürchtet. Nun, die ganze Welt russisch machen, das wollte Dostojewski gewiß, aber gelungen ist es ihm nicht, und der neue „asiatische" Mensch spukt auch in Deutschland nur in verhältnismäßig wenigen Köpfen. Daß das Ideal und die Köpfe ziemlich viel Rumor vollführen, gebe ich zu. Aber Hermann Hesse überschätzt, glaube ich, den Einfluß, den gewisse Literaten auf die deutsche Jugend besitzen. Nicht jeder hat Dostojewski gelesen, der über ihn spricht, und nicht jeder hat ihn verstanden, der ihn in den Himmel erhebt. Die ästhetischen Kaffeehausjünglinge jedoch, die sich nach dem Zusammenbruch bei uns als Edelkommunisten aufgetan haben, — ach lieber Gott, die haben mit ihrer Berufung auf Dostojewski ganz gewiß nicht soviel geschadet, daß es überhaupt noch lohnte, von ihnen zu reden.

Wie weit liegt das alles schon hinter uns, und wie wenig ist davon übrig geblieben! In den Tagen, in denen bei uns die politische Ausmünzung von Dostojewski begann — es waren die, in denen man die „Büchse der Pandora" für Backfische spielte —, damals freilich galt der „europäische" Mensch, der z. B. während des Krieges seine verdammte Pflicht getan hatte, in manchen Kreisen beinahe für einen Verbrecher. Und ein Verein ehemaliger Deserteure erschien, der über die künftige Regelung unseres Schicksals mitreden wollte. Hat es wirklich Zweck gehabt, diese Dinge tragisch zu nehmen? Denken wir daran, wenn man heute das Allesverstehen, Alles-gelten-lassen-wollen, das Amoralische und — ich nenne es ungern in dieser Verbindung — das Kranke verherrlichen will. Selbst das ärztliche Verstehen der Psychopathie findet da seine Grenze, wo die Interessen des Ganzen gefährdet erscheinen. Den Psychopathen wollen wir helfen, sie behandeln und fördern, aber sie auf den Schild erheben, sie ausgerechnet wegen ihrer krankhaften Züge zu unseren geistigen Führern erklären, das wollen wir nicht. Eine Ehre, hat neulich ein Psychiater gemeint, eine Ehre soll es unter Umständen sein, psychopathische Züge zu haben! Man stelle sich vor, ein anderer Arzt hätte etwas Ähnliches vom kranken oder auch nur vom schwachen Herzen gesagt. Und doch ist gar kein Unterschied dabei. Psychopath sein ist ein Unglück, aber kein Verdienst und auch keine Ehre. Eine Ehre ist es nur, trotz seiner Psychopathie Gutes oder gar Großes zu leisten.

Hermann Hesse sieht, wie gesagt, in dieser ganzen Bewegung eine große Gefahr; er fürchtet den Untergang Europas und ganz besonders das Chaos bei uns. Ich fürchte das gar nicht. Ich glaube nicht, daß sich der Kern eines Volkes so schnell verändert und daß die jungen Helden von 1914 ein Geschlecht von Karamasoffs abgelöst haben könnte. Ideale freilich, die kommen und gehen und zuweilen auch eines, dessen Kommen schon das nächste Menschenalter nicht mehr begreift. Die Karamasoffs, das waren die Werther von gestern. Oder besser: der Werther mit dem Übermenschen gekreuzt; denn die Karamasoffs sind nicht mehr bloß allzu zart und sentimental, sie sind roh und weich, gütig und gemein, aufopfernd und selbstsüchtig, durchgeistigt und sinnlich, zynisch und fromm — alles durcheinander. Und alles sind sie in erster Linie nach innen; sie büßen für Gedankensünden, träumen ihre Taten; ja selbst, wenn sie sie wirklich begehen, können wir an ihr Wachsein nicht glauben.

Ist das ein Ideal, das uns gefährlich werden kann? Ach, keine Idee. Unsere jüngste Generation — und auf die kommt es doch an — unsere jüngste Generation, die so ganz unproblematisch und so beneidenswert unkompliziert ist, die macht diese unfruchtbaren Selbstquälereien, diese eitle Selbstbespiegelung schon längst nicht mehr mit; sie ist mit den Karamasoffs fertig geworden wie frühere Geschlechter die Empfindsamkeit und den Übermenschen abgetan haben. Ja es ist gar nicht so sicher, daß ihr Ideal überhaupt in der Literatur und daß es nicht in der Maschinenhalle und auf dem Sportplatz gesucht werden muß. Aber auch darüber kann der Ältere sich nur mit Vorbehalt äußern; denn was unsere Jüngsten nicht zum wenigsten von Dostojewskis Helden unterscheidet: sie leben nach ihren Idealen, aber sie reden nicht immer davon.

Vielleicht ist es nicht sehr geistig, aber es ist gesund und natürlich, diese jüngste Geschlecht, und deshalb bin ich fest überzeugt: auch die deutsche Kunst der nächsten Epoche wird nicht viel Perverses und nicht viel Krankes enthalten.

III. Kultur und Entartung[1].

Die Entartungsfrage ist sehr alt. Die Beobachtung, daß Völker und Geschlechter kommen und gehen, steigen und fallen, hat schon lange daran denken lassen, ob nicht innere Gesetze dieses Schicksal bestimmen, und sehr früh tritt uns auch der Gedanke entgegen, daß es die Zivilisation sei, die die Menschen zuerst verkommen und dann zugrunde gehen lasse. ,,Die Degeneration muß unter bestimmten Verhältnissen nach Verlauf einer Anzahl von Generationen ebenso sicher eintreten wie der Herbst auf den Sommer folgen muß,'' sagt Reibmayer, und ,,jede Familie, jede Rasse birgt bei ihrer Entstehung ein gewisses Maß von Lebenskraft in sich,'' schreibt Th. Ribot,'' .... sobald dieser Vorrat von Lebenskraft sich zu erschöpfen beginnt, beginnt der Verfall.''

Das Merkwürdige an dieser Sorge ist, daß sie sich stets nur auf ein einzelnes Volk oder auf eine bestimmte Rasse bezieht. Über die Zukunft der Menschheit im ganzen pflegt man durchaus optimistisch zu denken. Hier besteht der Glaube an einen gesetzmäßigen Fortschritt. Ob in gerader, aufsteigender Kurve oder in Form einer Spirale, in jedem Fall soll das Schicksal die Menschheit vorwärts führen. ,,Das Genie von heute wird der normale Mensch von morgen sein'', hat Pelmann einmal gemeint. Es ist klar, wie eng diese Idee mit der von Darwin durchgeführten Entwicklungstheorie zusammenhängt, und als Glieder dieser groß-

---
[1] Nach einem am 12. XI. 24 im Auditorium Maximum der Universität gehaltenen Vortrag. Süddeutsche Monatshefte 22. 6. 1925. Der Aufsatz ist auf Grund neuer Forschungen umgearbeitet worden.

artigen Weltauffassung sind auch der Fortschritts- und der Entartungsgedanke fest miteinander verknüpft. Das Einzelvolk wird dabei als ein Opfer gedacht, das dem Fortschritt des Ganzen gebracht wird, oder um in Reibmayers Bilde zu bleiben: das Einzelvolk ist vergänglich wie die Blüten eines Baumes, dessen Gedeihen im ganzen das Kommen und Gehen von Frühling und Herbst nichts anzuhaben vermag.

Aber beides, Optimismus und Pessimismus, sind offenbar doch nicht begründet. Um mit dem Optimismus zu beginnen, so hat die ruhige und objektive Betrachtung der geschichtlichen Tatsachen nichts ergeben, was Pelmanns Hoffnungen stützen könnte. Fast alle großen Geschichtschreiber, viele Anthropologen und manche Philosophen der neueren Zeit — genannt seien Gobineau, Lotze, Ranke, Treitschke, Lorenz — haben den Fortschrittsgedanken abgelehnt, und Galton ist sogar der Meinung, unsere Begabung stehe tief unter der des hellenischen Volkes zur Zeit seiner Blüte. Das könnte richtig sein und die Kurve der menschlichen Leistungsfähigkeit im ganzen doch ansteigen, und deshalb wiegt schwerer als das Ergebnis eines solchen Einzelvergleiches das allgemeine Urteil von Lorenz: daß sich der historische Mensch nachweislich weder körperlich noch geistig wesentlich geändert habe. Der Eindruck des Fortschrittes beruht einfach darauf, daß jedes Geschlecht auf den Schultern der vorhergehenden steht und ihre Leistungen, besonders die technischen, fertig übernimmt.

So spottet Chamberlain „über das Wahngebilde einer fortschreitenden und rückschreitenden Menschheit". Immerhin — so sind die Beziehungen zwischen Entartungs- und Fortschrittsgedanken denn doch wohl nicht, daß die Frage, ob nicht die Kultur oder ob nicht wenigstens gewisse Kulturen zur Entartung führen müssen, nicht noch der Untersuchung bedürfte. Es steht ja doch fest: beinahe alle Völker, mit denen wir uns vergleichen könnten, sind nach einiger Zeit von der Bühne abgetreten, sind untergetaucht oder sogar ausgetilgt worden. Auch das ist richtig, daß die beiden großen Nationen, deren Geschichte wir aus mannigfachen Gründen am besten kennen, die Griechen und die Römer, vor diesem Untergang viele Zeichen des Verfalls, die wir heute bei uns wiederzuerkennen glauben, geboten haben. Nur haben sich dieselben Zeichen nicht selten auch bei Völkern gefunden, die nachher, und noch auf lange Zeit, einen ungeahnten Aufstieg erlebt haben. Nicht bloß Seneca hat die Entartung seiner Zeitgenossen gegeißelt, sondern auch Hufeland sich darüber beklagt, daß seine Generation zu Schattengestalten entarte. Schon die Römer haben ähnlich wie wir bald in Kaltwasserkuren, bald in abergläubischen Prozeduren Heilung von ihrer angeblichen nervösen Schwäche gesucht, und schon Rousseau hat dem Frankreich des 18. Jahrhunderts die Rückkehr zur Natur als das letzte Heilmittel gegen die Schädigungen der Kultur gepredigt. Selbst bis in Einzelheiten der Form gleicht, wie His gezeigt hat, eine solche Zeit der anderen, gleichviel, welche Rasse die angebliche Entartung betroffen oder in welchem Jahrhundert sie sich abgespielt hat, gleichviel aber auch, ob diese Entartung dem Verfall oder einem neuen Aufstieg vorangegangen ist.

So würde sich also selbst aus nachgewiesenen Symptomen der Degeneration die Notwendigkeit des Unterganges noch nicht ergeben. Aber finden sich denn überhaupt schon Zeichen der Entartung bei uns? Und wenn sie sich finden, haben sich dann die Menschen oder haben sich nur die Lebensbedingungen geändert? In diesem Falle würden vorhandene Entartungserscheinungen heilbar sein, im anderen kaum.

Es sei zunächst festgestellt, daß sich eine körperliche Entartung bis zum Kriege — auf die Verhältnisse nachher soll später eingegangen werden — nicht hat nachweisen lassen. Das wird viele Laien überraschen; ihnen erscheint er selbstverständlich, daß unsere Vorfahren größer, kräftiger und leistungsfähiger gewesen seien als wir. Die Tatsachen lehren aber eher das Gegenteil, und was wichtiger ist: wo sich körperliche Entartungserscheinungen doch auffinden ließen, da hingen sie nachweislich von den Lebensbedingungen ab; sie waren in den ärmsten sozialen Schichten am häufigsten und besserten sich, wenn die Lebenshaltung günstiger wurde. Eine Kommission in England ist schon vor Jahren zu dem Ergebnis gekommen: „daß die großen gesundheitlichen Gefahren der städtischen Wohnweise und der industriellen Betätigung nicht irreparabel seien, und daß die Industrialisierung wohl eine temporäre Verkümmerung der beteiligten Bevölkerung, aber nicht eine dauernde, unrettbar sich auf kommende Generationen weitervererbende Degeneration zu bewirken vermöge" (Grotjahn). Übrigens gibt es sogar Einzelerfahrungen vom Wert eines wissenschaftlichen Experiments, die diese Behauptung belegen. So hatte der englische Großindustrielle W. H. Lever bei Liverpool Tausende von Arbeitern beschäftigt, die mit ihren Familien unter ungünstigen Wohnungsverhältnissen und anderen Unzuträglichkeiten der Großstadt schwer litten. Die große Häufigkeit von Erkrankungen, namentlich der Lungen, sowie die Größe der Sterblichkeitsziffer im ganzen und der Kindersterblichkeit im besonderen haben Lever veranlaßt, seine Fabrik an die Küste zu verlegen und dort für seine Arbeiter eine musterhafte Gartenstadt zu errichten. Das Ergebnis war, daß schon die nächste Generation, die unmittelbaren Nachkommen der „degenerierten" städtischen Arbeiter auf allen Altersstufen den Kindern der wohlhabenden Bevölkerung an Größe und Gewicht gleichstanden oder sie darin sogar übertrafen (v. Berlepsch-Valendàs).

Somit scheint die körperliche Entartung eine soziale Erscheinung und damit heilbar zu sein. „Die Entartungsfrage ist ein Ernährungs- und Wohnungsproblem" hat Herkner gemeint. Gilt dasselbe auch von der psychischen, von der nervösen Entartung, darf das Wort Franz Oppenheimers: „Die Völker sterben nicht an Altersschwäche, sondern an vermeidbaren Krankheiten" auch auf sie angewandt werden?

Man behauptet, daß die Geisteskrankheiten infolge der Zivilisation zunähmen und führt als einen Beweis dafür an, daß z. B. die Neger in Nordamerika ihre Befreiung aus der Sklaverei und die Berührung mit der Zivilisation mit einer ungeheuren Zunahme der Seelenstörungen bezahlt hätten. Aber man wird wenigstens diesen Beweis nicht gelten lassen können. Schon das ist nicht sicher, daß man den Geisteskranken unter den Negersklaven früher dieselbe zählende Aufmerksamkeit geschenkt hat wie später den freien Negern (Hoche). Aber selbst wenn die Geisteskrankheiten zugenommen hätten, so würde man dafür doch nicht die Kultur verantwortlich machen dürfen. Nach allem, was wir wissen, sind die befreiten Neger dem Alkohol und der Syphilis, sie sind also ihrem eigenen Mangel an Selbstbeherrschung zum Opfer gefallen; nicht die Zivilisation als solche, sondern der sprunghafte Übergang in diese Zivilisation ist ihnen verhängnisvoll geworden. Mattauschek hat vor Jahren für die Bevölkerung von Bosnien und Herzegowina etwas Ähnliches nachgewiesen: auch hier schwere nervöse Entartung vor erreichter Kultur, lediglich infolge der Berührung mit einer für dieses Volk schon zu weit entwickelten Zivilisation.

Aber wie steht es denn bei uns? Daß die Geisteskrankheiten vor dem Kriege auch in Deutschland absolut häufiger wurden, verstand sich angesichts der Bevölkerungszunahme von selbst. Aber auch daß der Zudrang zu den Irrenanstalten damals in weit schnellerem Tempo angestiegen ist, als es dieser absoluten Zunahme entsprochen hätte — in Baden z. B. war die Zahl der in die Irrenanstalt Aufgenommenen in den letzten Jahrzehnten vor dem Kriege siebenmal schneller gewachsen, als nach dem Bevölkerungszuwachs erwartet werden mußte —, wird sich zum guten Teil aus den veränderten Lebensbedingungen ableiten lassen: eine soziale Gesetzgebung, die das Krankenhaus auch dem Ärmsten zugänglich macht, eine vergrößerte Sachkenntnis der praktischen Ärzte und eine Verfeinerung des öffentlichen Gewissens hilfsbedürftigen Personen gegenüber; dazu zunehmende Schwierigkeiten des wirtschaftlichen Kampfes, der sozial unbrauchbare Menschen nicht duldet, und immer engere Wohnungen, die ihre häusliche Verpflegung nicht durchführen lassen; und endlich die Beseitigung engherziger Aufnahmebestimmungen für die Irrenanstalten und Hand in Hand damit ein allmähliches Schwinden der Scheu vor diesen Anstalten — das alles könnte sicher vieles erklären. „Die Natur und die Krankheiten haben sich nicht geändert," sagt Rieger, „sondern nur die sozialen Verhältnisse."

In der Tat läßt sich für fast alle Kulturstaaten wahrscheinlich machen, daß das stärkere Bedürfnis nach Plätzen in den Irrenanstalten im wesentlichen durch äußere Ursachen bedingt worden ist. Nur in Irland, wo 5,61 Geisteskranke auf 1000 Einwohner entfallen, scheint wirklich eine relative Zunahme zu erfolgen — vielleicht deshalb, weil aus diesem Lande so viele nervös rüstige Menschen auswandern und so die Vergleichszahlen herunterdrücken. Sonst pflegt überall ein Beharrungszustand einzutreten, wenn für 1000 Einwohner 4 oder wenigstens 3 Plätze in der Irrenanstalt geschaffen worden sind. Solange das nicht erreicht ist, wird die Überfüllung und das scheinbare Ansteigen des Bedürfnisses andauern. Auch der Krieg hat, das will ich ausdrücklich bemerken, daran gar nichts geändert.

Auch was über die angebliche Zunahme einzelner Geisteskrankheiten behauptet worden ist, hat sich den Tatsachen gegenüber nicht aufrecht erhalten lassen. So hatte man bis vor kurzer Zeit gemeint, die Paralyse müsse häufiger geworden sein, weil die Lues verbreiteter wäre. Nun wissen wir über die Wirkung des Kriegs in dieser Hinsicht deshalb noch nichts, weil die Inkubationszeit der Paralyse, die durchschnittlich 15 Jahre beträgt, von den in oder nach dem Kriege Infizierten noch lange nicht erreicht worden ist. Hat sich aber die Syphilis schon vor dem Kriege in Deutschland stärker ausgebreitet, so hat sie jedenfalls zu einer Zunahme der Paralyse nicht geführt. Wo überhaupt eine merkbare Änderung zu verzeichnen ist, da besteht sie in einer relativen Abnahme der Paralyseaufnahmen. In Leipzig hatten bis zum Jahre 1916 etwa 22% aller Aufnahmen in die Klinik Paralytiker betroffen, während im Jahre 1922 nur noch 11,2% errechnet worden sind.

Auch das läßt sich gegen die Kultur heute nicht mehr anführen, daß die Paralyse bei uns häufiger sei als bei anderen, gleichfalls syphilitisch durchseuchten Völkern, die auf einer einfacheren und angeblich gesünderen Kulturstufe lebten. So hatten frühere Beobachter gemeint, daß es in der Türkei und auf Java zwar viele Syphilitiker, aber sehr wenig Paralytiker gäbe. Für die Gegenwart scheint aber diese Behauptung nicht mehr zu gelten: nach Gans und Fleischmann bekommt man in beiden Ländern die Paralyse genau so häufig zu sehen, wie es der Häufigkeit der Syphilis entspricht. Aber selbst wenn es anders wäre, so würde sich für die schädigende Wirkung der Kultur daraus gar nichts ergeben; denn die Paralyse macht auch in Europa schon seit langem Häufigkeitsschwankungen durch, die von der Zivilisation unter gar keinen Umständen abhängen können. Man müßte sonst annehmen, daß die Lebensbedingungen bei uns in den letzten 10 Jahren gesünder geworden sind; denn die Paralyse ist, wie wir schon hörten, an manchen Orten seltener geworden.

Ähnlich vorsichtig müssen die statistischen Angaben über die Alkoholkrankheiten beurteilt werden. Es ist gewiß richtig, daß die moderne Industrie den Alkohol in solchen Mengen und verhältnismäßig so billig herstellt, daß ärztliche Gegenmaßnahmen dringend geboten erscheinen. Aber ebenso sicher hat Rieger recht, wenn er in diesem Zusammenhang auch die Zunahme der Bevölkerung in den letzten Jahrzehnten betont. Über die Menge dessen, was früher getrunken worden ist, wissen wir Genaueres nicht; aber wenig ist es gewiß nicht gewesen. Und was uns selbst angeht, so läßt sich wohl ausrechnen, daß 1877 nur 8,62 l absoluten Alkohols auf den Kopf der Bevölkerung entfallen sind und 1908 9,4 l; aber inzwischen, von 1881 bis 1885, sind die Zahlen noch höher gewesen, und für 1884 hat man 11,48 l berechnet. Daß dann während des Krieges der Alkoholmißbrauch und die Alkoholpsychosen so gut wie ganz verschwunden waren, beweist freilich gar nichts. Die Zahl der alkoholischen Seelenstörungen nimmt jetzt von Jahr zu Jahr so zu, daß wir den Friedensstand bald wieder erreicht haben könnten. Aber daß an manchen Orten der Alkoholmißbrauch und die Alkoholpsychosen schon vor dem Kriege abgenommen hatten (A. Cramer), das wird man beachten müssen.

Nun würde natürlich selbst durch den (gewiß nicht geführten) Nachweis, daß die geistigen Störungen gar nicht zugenommen hätten, nicht jede Entartungsgefahr überhaupt ausgeschlossen sein. Psychosen von der Form und dem Grade, daß sie die Aufnahme in eine Anstalt notwendig machen, stellen immer nur eine Äußerung gestörten seelischen Gleichgewichts dar; gewiß die schwerste, aber vielleicht doch nicht die, die in das Leben und die Arbeit der Gesunden am fühlbarsten eingreift. Manche andere Formen nervöser Entgleisung sind gerade deshalb mehr geeignet, dem Gesamtbilde einer Kulturepoche charakteristische Züge hinzuzufügen, weil ihre Opfer sozial nicht ausgeschaltet werden. So können sie die Gesamtheit auf ihrem vorwärts gerichteten Wege aufhalten oder, wenn sie zahlreich genug sind, sogar von ihm ablenken.

Es ist kein Zweifel, daß diese Gefahr heute größer ist, als sie je war. Druckerschwärze und Verkehrsmittel machen die Öffentlichkeit mit Psychopathen bekannt, von denen sie früher kaum etwas erfahren haben würde. Das muß berücksichtigt werden, wenn die Häufigkeit des Vorkommens dieser Leute erörtert werden soll. Ein Vergleich mit früheren Zeiten wird hier sehr schwer sein.

Aber auch das versteht sich beinahe von selbst, daß unsere heutige Kultur wirklich mehr Menschen entgleisen lassen wird. Der Daseinskampf ist härter und rücksichtsloser geworden, das Leben hat mehr Reibungen — kein Wunder, daß mehr geistig oder sittlich Schwache zermalmt werden oder wenigstens nicht mitkommen mit den anderen. Wieder braucht die Zahl dieser Minderwertigen deshalb nicht zugenommen zu haben.

Wer, ohne diese Überlegungen angestellt zu haben, die Ergebnisse der Moralstatistik betrachten wollte, müßte allerdings den Eindruck gewinnen, daß es schlimm um uns stehe. Nach den Berechnungen des Jesuiten Krose haben sich im 19. Jahrhundert in Europa 1½ bis 2 Millionen Menschen selbst getötet. In Deutschland hatte sich die Zahl der Suizide von 1820 — seitdem wir eine brauchbare Statistik besitzen — bis 1878 vervierfacht, während sich die Bevölkerungszahl im gleichen Zeitraum nicht einmal verdoppelt hatte. Auch von 1881 bis 1897 ließ sich noch ein starker Anstieg (um 20%) nachweisen, und von da bis zum Kriege ging die Kurve langsamer und unter Schwankungen, aber im ganzen doch auch noch in die Höhe.

Diese Schwankungen sind für die Beurteilung des Vorganges besonders wichtig. Sie zeigen, daß eine erhebliche Verteuerung der hauptsächlichsten Nahrungsmittel und starke wirtschaftliche Krisen (Bankkrache usw.) die Selbstmordziffer in die Höhe treiben, daß aber auch ein rascher wirtschaftlicher Aufschwung im ganzen ebenso wirkt; zweitens, daß in politisch erregten Zeiten (Kriege, Revolutionen) die Suizide abnehmen; ferner, daß das einzige Land, in dem Selbstmorde seit den sechziger Jahren seltener geworden sind, Norwegen ist, in dem bekanntlich um dieselbe Zeit wirksame Maßnahmen gegen die bis dahin sehr verbreitete Trunksucht eingesetzt haben; und endlich, daß die Selbstmordkurve vom November bis zum Februar am niedrigsten ist, im Frühjahr rasch steigt, ihren höchsten Stand im Mai und Juni erreicht, um vom August ab ziemlich rasch wieder abzufallen.

Nun steht freilich fest, daß Selbstmordkandidaten selten seelisch ganz gesund sind. Nach den mitgeteilten Tatsachen wird man aber die Zunahme der Suizide trotzdem nicht auf eine Vermehrung der Psychopathen, sondern auf eine Veränderung unserer Lebensbedingungen zurückführen müssen. Dabei wäre außer an die Erschwerung der wirtschaftlichen Lage auch an die Abnahme der Religiosität zu denken; denn daß die Stellung, die eine bestimmte Religion ihren Angehörigen der Selbsttötung gegenüber vorschreibt, die Häufigkeit dieser Handlung beeinflußt, geht aus vergleichenden Untersuchungen bestimmt hervor. Wer keine religiösen Bedenken zu überwinden hat, wird leichter zum Suizid kommen.

Für die andere statistisch faßbare Erscheinung, die unsere Zukunft als bedroht erscheinen läßt, für die Kriminalität, liegen die Verhältnisse wohl ähnlich. Auch hier zeigten die amtlichen Nachweise schon vor dem Kriege ein wenig erfreuliches Bild. Auch wenn man alles abzog, was nachweislich oder möglicherweise auf die Einführung neuer oder auf die strengere Anwendung älterer Gesetze zurückgeführt werden mußte, ist die Kurve der Bestrafungen, wenn auch langsamer als die der Selbstmorde, dauernd gestiegen. Noch bedenklicher war schon damals die immer größere Beteiligung der Jugendlichen an zahlreichen Verbrechen. Wenn wir nun aber die einzelnen Delikte gesondert betrachteten und den Schwankungen ihrer Häufigkeit nachgingen, dann schien auch dieses Übel wenigstens bis zu einem gewissen Grade heilbar zu sein. Die Kurve der Eigentumsvergehen stieg gesetzmäßig im Winter und in Zeiten des wirtschaftlichen Niederganges; alle Roheitsverbrechen ließen eine deutliche Abhängigkeit von der Größe des Alkoholverbrauchs und von seiner Verteilung auf die Wochentage erkennen; und auch zwischen der besonderen Art der Berufstätigkeit und der kriminellen Neigung ergaben sich Beziehungen.

Wieder soll nicht bestritten werden, daß alle Gewohnheitsverbrecher psychisch abnorm sind — häufiger geworden aber waren diese geborenen Verbrecher nicht. Sie sowohl als viele andere Menschen, die nicht eigentlich verbrecherisch veranlagt waren, waren lediglich öfter entgleist — wieder weil sich die Lebensbedingungen geändert hatten. So ließ sich (vor dem Kriege) zeigen, daß 150000 bis 200000 Menschen jährlich nicht bestraft worden wären, wenn es keinen Alkohol gegeben hätte.

Also auch die Kriminalität hängt von sozialen Bedingungen ab. Sind diese oder ähnliche Verhältnisse auch daran schuld gewesen, daß in den letzten Jahrzehnten vor dem

Kriege Sanatorien und Nervenärzte wie Pilze aus der Erde wuchsen und daß erfahrene Beobachter ohne jeden Vorbehalt von der wachsenden Nervosität ihrer Zeit gesprochen haben? Auch hier werden wir eine Erwägung anstellen müssen, die uns nun schon geläufig geworden ist: damals wie immer sind im allgemeinen nur solche Leute nervös geworden, die eine gewisse Anlage dazu schon in sich trugen. Aber haben sich diese Psychopathen vermehrt?

Ich glaube das nicht, und zwar vornehmlich deshalb nicht, weil gerade die häufigsten Formen, in denen uns diese Nervosität entgegengetreten ist, wie die Angstzustände, Phobien und Selbstvorwürfe, eine direkte Abhängigkeit von den besonderen Zügen unserer gesellschaftlichen Einrichtungen gezeigt haben. Freilich, die angebliche geistige Überanstrengung, die man gewöhnlich für diese Zustände verantwortlich gemacht hat, die meine ich dabei nicht. Durch geistige Arbeit allein ist noch niemand geisteskrank und wohl auch kaum einer nervös geworden. Höchstens wenn ihretwegen die Erholung versäumt und der Schlaf vertrieben wird, kann auch sie schädigend wirken. Gesetzmäßig aber tut sie es dann, wenn sie unter dem Druck einer dauernden schweren Verantwortung notwendig wird. Und das gilt ganz allgemein; es sind die gemütlichen Reize der modernen Zivilisation, die unmittelbare Beziehungen zu gewissen nervösen Störungen besitzen. In dieser Hinsicht ist in früheren Jahren — nach meinen Eindrücken ist jetzt vieles besser geworden — schon den Kindern gegenüber von manchen Schuldespoten erheblich gesündigt worden. Gewiß waren die Menschen, die die Schule mit der Neigung zu Angstzuständen und mit störender innerer Unsicherheit verließen, schon von Haus aus nervös nicht ganz rüstig, aber zum mindesten die besonderen Formen, die diese Nervosität dann später annahm, die Spannungsempfindungen, die Furcht vor jeder Aufgabe im Leben, vor Vorgesetzten, Behörden usw., die kamen häufig auf Rechnung der Schule. Nur ist es fraglich, ob es unseren Vorfahren in dieser Hinsicht wirklich besser gegangen ist — man denke z. B. an Friedrichs des Großen Jugend —, und gerade darauf kommt es doch an.

Dagegen wird, wer die letzten 30, 40 Jahre in Deutschland etwa mit früheren Zeiten vergleicht, eine stärkere gemütliche Anspannung der Erwachsenen ohne weiteres zugeben müssen. Die zunehmende Schärfe und Rücksichtslosigkeit des wirtschaftlichen Kampfes, das Sinken der religiösen Gefühle und des Idealismus überhaupt, in der allgemeinen Lebensführung der Gebildeten eine immer stärkere Zersplitterung, ein Ansteigen des Lebenstempos, ein Wachsen des Lärmes und der Unruhe, eine Steigerung der Technik und der Ausdrucksmittel, die selbst die Kunst nicht mehr als wohltätige Entspannung wirken ließ, das Fehlen einer regelmäßigen Erholung und als unzweckmäßiger Ersatz die Einführung gefährlicher Reizmittel, um sich immer von neuem in die Höhe zu peitschen; schließlich die durch die moderne Verkehrstechnik bedingte Entstehung ganz neuer Berufsarten, deren Ausübung an sich schon eine fortgesetzte gemütliche Schädlichkeit bedeutet — das alles war für unser nervöses Befinden gewiß nicht gesund. So waren wir, wie Lamprecht sagte: „reizsamer" geworden. Wir waren nicht krank, aber daß eine gewisse Hast, eine innerliche und äußerliche Unruhe, ein Hin- und Herschwanken der Stimmungen, eine bewußt angestrebte Verfeinerung des Gefühlslebens bis an die Grenze des mit den Anforderungen des praktischen Lebens noch Vereinbaren unserer nervösen Verfassung vor dem Kriege ein ziemlich charakteristisches Gepräge gegeben hat, das wird niemand leugnen.

Aber Entartung war diese Reizsamkeit nicht. Lamprecht selbst, der Kunsthistoriker Hamann und die Ärzte L.

Mayer, His, Gaupp, Hoche und ich haben lange, ehe man an den Weltkrieg denken konnte, unseren eigenen Nervenzustand mit dem Verhalten früherer Zeiten verglichen. Das Ergebnis war in vieler Hinsicht überraschend klar. Die Reizsamkeit, der Subjektivismus in Literatur und Kunst und vor allem die hypochondrische Grundstimmung, das Mißtrauen gegen die eigene Widerstandskraft, der Glaube an den drohenden Untergang — das waren die gewöhnlichen Zeichen aller Übergangsepochen. Sie künden noch nicht den Untergang an, sondern, wie Lamprecht es ausdrückte, nur eine ungeheure seelische und geistige Revolution, den Übergang von einer Kulturzeit in eine andere. Daher das Gefühl der Zerrissenheit, der inneren Unruhe und daher auch der Wunsch, in ursprüngliche Verhältnisse zurückzukehren, die Kulturflucht.

Wie gesagt, die Kulturhöhe allein ist es nicht, die für diese Symptome verantwortlich gemacht werden muß. In der Renaissance fehlten sie ganz, weil noch eine notwendige Voraussetzung fehlte, „die Sekurität". In politisch bewegten oder in wirtschaftlich schwierigen Zeiten — im Dreißigjährigen Krieg, in Preußen nach 1806 — wird von Hypochondrie nichts berichtet, und von der französischen Revolution hören wir: „Sobald ernste Gefahr droht, verfliegen" — Pinel teilt es mit — „alle die mannigfachen Beschwerden. Die verwöhnten und verzärtelten Herren und Damen suchen tapfer im Ausland ihr Brot oder betreten gefaßt und tapfer Gefängnis und Schafott" (His).

So ließ sich bei uns schon vor dem Kriege schließen, daß die damals sehr allgemeine Entartungsfurcht für die Entartung selbst noch gar nichts bewies. Diese Furcht war lediglich die Form, in der sich die pessimistische Grundstimmung aller Übergangsepochen geäußert hat. „Es geht dem Ganzen wie dem Einzelnen," meinte vor dem Kriege

Hoche, „äußerer Wohlstand und das Fehlen dringender Sorgen disponiert zu grämlicher Selbstbeobachtung und zu hypochondrischen Klagen." Und schon im Jahre 1911 hatte ich selbst geschrieben, daß die meisten nervösen Symptome, über die wir uns damals beklagten, wahrscheinlich plötzlich verschwinden würden, „wenn ein Krieg oder eine ernste Gefahr sonst über uns käme".

Der Krieg ist gekommen und unendliches Unglück mit ihm. Sind wir wenigstens von der Entartungsfurcht frei geworden? Sicher wird weniger von ihr gesprochen. Die Selbstbespiegelung, die hypochondrischen Klagen, das Spielen mit zerrissenen Stimmungen, das Leiden am Leben — das alles war 1914 mit einem Schlage verschwunden, und, wie mir scheint, allzuviel davon ist bis heute nicht wiedergekommen. Nun auf einmal fehlt es uns auch an der „Sekurität" — die Angst vor dem Bolschewismus, der Verlust des Vermögens und die dauernde soziale Unsicherheit sind vielen Nervösen vorzüglich bekommen. Aber schließlich haben sich sachverständige Beurteiler vor diesen Symptomen auch früher nicht gefürchtet, und wer die Bilanz des Krieges für die Entartungsfrage ziehen will, muß weiter ausgreifen.

Beweist nicht die politische Entwicklung, die dem Weltkrieg vorangegangen war, genau das, was als letztes Schicksal aller Völker immer wieder behauptet worden ist: das Altwerden, die Impotenz, den Verfall? Vielleicht ist es unvorsichtig, wenn der Nichthistoriker diese Frage überhaupt aufzunehmen wagt. Aber ich nehme sie auch nur auf, weil ich sie für falsch gestellt halte. Wir haben diese Analogie zwischen dem Leben der Völker und dem des einzelnen ja schon oben zurückgewiesen. Wer jedoch an ihr festhält, wird aus Deutschlands Geschichte von Bismarcks Abgang bis heute alles andere eher schließen dürfen, als daß wir zu alt, zu reif geworden seien. Zudem braucht man nur die

Gegenfrage zu stellen, wie sich denn Bismarcks eigenes Geschlecht — ohne Bismarck natürlich — unter den gleichen Umständen gehalten haben würde. Wahrscheinlich genau so wie wir: wenn jener Bethmann-Hollweg, der Wilhelm I. seinerzeit vor dem österreichischen Kriege und vor Bismarck gewarnt hat, damals ans Ruder gekommen wäre, so hätte es schon unseren Eltern recht schlecht gehen können.

Und nun der Krieg selbst. Im Jahre 1908 hatte His mit berechtigtem Stolz geschrieben: „In einem Lande, dessen Bevölkerung stetig zunimmt, dessen Sterblichkeitsziffer anhaltend sinkt, das in beispiellos kurzer Zeit eine glänzende Industrie geschaffen hat und die Mittel aufbringt zur stärksten Heeresmacht der Welt, kann man gewiß nicht von einer Dekadenz, einem kulturellen Rückgang im allgemeinen sprechen." Sechs Jahre darauf hat der August 1914 uns eine nationale Erhebung gebracht, der ein verbrauchtes, dekadentes Volk wohl nicht mehr fähig sein dürfte. Diese Begeisterung hat so nicht standhalten können, aber durch Jahre hindurch hat die Welt Leistungen gesehen, die die Geschichte keines Volkes — auch auf ihren lichteste Seiten nicht — bis dahin zu verzeichnen wußte.

Gewiß, wir hatten die Kriegsneurosen — eigentliche Geisteskrankheiten sind, wie gesagt, infolge des Krieges weder beim Heere noch im Lande entstanden —; körperlich gesunde Soldaten entzogen sich Pflicht und Gefahr durch nervöse Krankheiten, die stärkere Willen zu vermeiden oder zu überwinden verstanden. Wieder aber müssen wir fragen, ob irgendein Volk irgendeiner geschichtlichen Zeit unter den gleichen Umständen weniger Neurosen gezeigt hätte — alle, die vom Wesen und von der Geschichte der Hysterie etwas wissen, werden die Frage verneinen. Nur weil wir uns auf ein schnelleres Zeitmaß des Lebens und auf eine größere Fülle von Außenreizen, auf rasch wechselnde Aufgaben und Lebenslagen schon vor dem Kriege eingestellt hatten, ist ein so großer Teil unseres Volkes den Anforderungen dieses Krieges gewachsen gewesen.

Im übrigen besaßen die Kriegsneurosen ihr Gegenstück in den nervösen Unfallskrankheiten des Friedens schon längst. Diese aber sind die unmittelbare Folge der sozialen Versicherung gewesen, und so spricht auch bei ihnen alles dagegen, daß ein anderes Volk irgendeiner Zeit unter den gleichen Voraussetzungen verschont geblieben wäre. Im Gegenteil, wenn wir Kriegs- und Unfallsneurosen, zu denen wir Gesundbeten und Spiritismus noch gleich hinzurechnen können, mit den hysterischen Epidemien früherer Jahrhunderte, mit Hexenprozessen, Flagellanten, Tanzkrankheit, Kinderkreuzzügen und epidemischer Teufelsbesessenheit vergleichen, so fällt dieser Vergleich durchaus zu unserem Vorteil aus.

In der Heimat hat die Hungerblockade unzweifelhaft viel körperliche Entartung erzeugt, und Unterernährung und dauernde Spannung haben namentlich unter den Älteren auch seelisch manchen zerbrochen. Aber im ganzen wird man auch hier sagen müssen, daß sehr viel ertragen worden ist, und daß der durchschnittliche nervöse Gesundheitszustand, wenn man den Krieg als ganzen betrachtet, viel besser geblieben war, als man angesichts der Häufung von körperlichen und seelischen Schädlichkeiten hätte erwarten müssen. Die Sanatorien waren eigentlich nur mehr für die Soldaten notwendig, und in die Sprechstunde der Nervenärzte kamen funktionell-nervöse Leiden viel seltener als früher.

Schließlich freilich war gerade der wertvollste Teil der Heimatbevölkerung durch die dauernde vaterländische und persönliche Sorge, durch Entbehrung, Kummer und Not körperlich und seelisch zermürbt — das hatte England ganz richtig im voraus berechnet. Nur aus dieser seelischen Erschöpfung, diesem Nicht-mehr-wollen-können läßt sich die folgende Entwicklung und die stumpfe Ergebenheit, mit der das Bürgertum sie hinnahm, erklären. Auch daß nach dem Zusammenbruch, den Schieberwesen, zunehmende Selbstsucht weitester Kreise, der Verlust aller Ideale und die Zerstörung jeder Autorität längst von einer anderen Seite her vorbereitet hatten, neben Landfremden, Fahnenflüchtigen und anderen Verbrechern auch so viele Psychopathen an die Oberfläche gelangten, wäre ohne diese Lethargie der Gesamtheit wohl nicht möglich gewesen. Trotzdem wage ich hier nicht zu sagen, daß jedes Volk jeder Zeit sich in allen Einzelheiten ebenso hätte verhalten müssen. So sehr ich in dem Zusammenbruch an sich eine unter den gegebenen Umständen notwendige Folge der unerhörtesten seelischen und körperlichen Belastung eines Volkes, und zwar eine krankhafte Folge erblicke, sowenig kann ich das Krankhafte gerade für die Erscheinungen in Anspruch nehmen, die wir aus diesem Blatt unserer Geschichte zu allererst löschen möchten und von denen wir zugleich nicht behaupten dürfen, daß sie bei jedem Volke möglich gewesen wären. Nicht bloß die Ideologie, sondern auch der Mangel an Nationalgefühl scheinen über alle Zeiten erhabene Grundeigenschaften des deutschen Wesens zu sein.

Aber eben deshalb können wir in ihnen auch nicht Entartungserscheinungen sehen. Auch diese sind da — wie zu allen Zeiten und bei allen Völkern —, und nur die Formen haben sich seit dem Kriege geändert. Aber manches ist seit dem Zusammenbruch doch auch schon besser geworden, und, was viel wichtiger ist: jedes Geschlecht vor uns wäre unter den gleichen Umständen genau so gesund und genau so krank gewesen wie wir.

Ich sehe dabei bewußt von Spenglers Versuch ab, den

Untergang unserer Kultur aus den geistigen Strömungen unserer Zeit und ihrer geschichtlichen Stellung abzuleiten. Diesen Versuch, auf den übrigens auch E. Utitz in seiner neuesten Studie über die Kultur der Gegenwart ausdrücklich verzichtet, scheint ja nach Spenglers eigener Darstellung nur der unternehmen zu können, der die Formen der bildenden Kunst nicht bloß, sondern auch die des Krieges und der Staatsverwaltung, die angebliche Verwandtschaft zwischen politischen und mathematischen Gebilden derselben Kultur, zwischen religiösen und technischen Anschauungen, zwischen Mathematik, Musik und Plastik, zwischen wirtschaftlichen und Erkenntnisformen usw.[1] — mit einem Wort: der alle geistigen Strömungen, alle Wissenschaften und alle Künste, dazu jede Technik, Wirtschaft und Politik nicht nur seiner eigenen, sondern aller Zeiten überhaupt übersieht und beherrscht. Hier treten wir beschämt und bescheiden zurück.

Wir selbst begnügen uns mit der Feststellung, daß alle Entartungserscheinungen, die wir kennen gelernt haben, sich auf äußere, soziale Ursachen zurückführen lassen, und daß uns so die Möglichkeit geboten ist, ihrer Herr zu werden. Die beiden großen Seuchen, die wir hauptsächlich fürchten müssen, Alkohol und Syphilis, können beseitigt werden, wie Pocken und Pest schon aus unseren Grenzen vertrieben worden sind. Eine wirkliche Gefahr für die Zukunft aber würde nur unter einer einzigen Voraussetzung bestehen, die allerdings wieder von vielen für selbstverständlich gehalten wird; daß sich nämlich alle in einem Volk vorhandenen Entartungserscheinungen mit Notwendigkeit auf die kommenden Geschlechter übertragen müssen. „Das ganze Entartungsdogma der Menschheit", hat Martius schon vor Jahren gesagt, „steht und fällt mit der Annahme, daß

---
[1] Spengler I. S. 67 ff.

‚erworbene' pathologische Eigenschaften auf die Nachkommenschaft übertragen werden oder wenigstens übertragen werden können."

Wie steht es damit? Wir werden die Frage nicht beantworten können, wenn wir sie nicht weiter fassen und uns über das Wesen der Vererbung und ihre Rolle bei der Entstehung einer etwaigen Entartung ganz im allgemeinen klar zu werden versuchen. Die Vererbung namentlich seelischer Störungen spielt ja in den Köpfen der Laien eine beinahe noch größere Rolle als in der Wissenschaft; aber wie immer sind es nicht die Fragestellungen und die Lehren, die die heutige Wissenschaft kennzeichnen, sondern die, die vor dreißig Jahren vertreten worden sind, durch die sich das große Publikum beunruhigt fühlt. Wenn Angehörige ihre Kranken zum Nervenarzt bringen, so wissen sie ausführlicher von irgendwelchen abnormen Verwandten zu erzählen als von dem Kranken selbst, und auch vor Gericht hat man sich bei zweifelhaften Geisteszuständen oft mehr um den Stammbaum gekümmert als um die Symptome einer bei dem Angeklagten selbst bestehenden Störung.

Was ist nun an allen Vermutungen, die die Öffentlichkeit in dieser Hinsicht hegt, wirklich richtig? Daß es eine Vererbung gibt, ist ja klar. Kinder gleichen den Eltern, den Großeltern oder irgendwelchen Verwandten sonst. Aber die Vererbung greift darin gelegentlich viel weiter zurück. Eigentümlichkeiten, die die Eltern nicht hatten, werden von den verschiedensten Ahnen entlehnt und in einer noch nie vorhandenen Zusammensetzung vereinigt.

Man kann daraus — unabhängig von jeder Theorie — zwei allgemeine Gesetze ohne weiteres ableiten. Einmal kann das anatomische Substrat der Vererbung, bei allen höher organisierten Wesen wenigstens, nichts Einheitliches sein. Sonst wäre nur entweder die vollkommene Gleichheit des Kindes mit dem Vater oder der Mutter oder aber eine wirkliche Mischung, und zwar eine Mischung aller Eigenschaften, denkbar. Die Erbmasse, die Keimzellen müssen also zahlreiche Bausteine enthalten, die benutzt werden können, aber nicht in jedem Falle alle verwandt zu werden brauchen.

Das wäre das eine; außerdem aber sehen wir, daß es eine latente Vererbung gibt, das heißt, daß die Keimzellen Möglichkeiten enthalten, die bei der Bildung ihres oder ihrer Besitzer selbst nicht verwirklicht worden waren. Wenn sich Anlagen von den Ahnen zwar auf die Enkel, nicht aber auf deren Eltern vererben können, so muß das Keimplasma vom Körper der Eltern bis zu einem gewissen Grade unabhängig sein.

Das ist für die Übertragung krankhafter Eigenschaften von ungeheurer Bedeutung. Wenn es eine Kontinuität des Keimplasmas gibt, wenn der Keim nicht einfach ein Abbild des gesamten übrigen Körpers darstellt, das sich mit diesem Körper fortwährend wandelt, dann kann die Übertragung im Einzelleben erworbener Eigenschaften nicht mehr a priori gefordert werden. Und wenn Körper und Persönlichkeit eines einzelnen Menschen nicht mehr bloß von den besonderen Zügen seiner Eltern, sondern von den Keimmassen unendlich vieler, weitentfernter Ahnen abhängen, dann ist es klar, daß man zwar die Geisteskrankheit nicht bloß des Vaters oder der Mutter, sondern auch die eines weitzurückliegenden Ahnherrn oder die eines Vetters bekommen kann, aber ebenso auch, daß man keine von diesen Krankheiten bekommen muß.

So ist der Pessimismus, mit dem man an die Betrachtung der Vererbungstatsachen in diesem Zusammenhange heranzutreten pflegt, an sich nicht gerechtfertigt, und wirklich gefährlich ist nur eines: die konvergierende Belastung. Wenn gleichgerichtete Anlagen bei beiden Eltern vorhanden sind, dann schlagen sie durch, und zwar häufig auch dann, wenn sie pathologische Eigenschaften betreffen. Aber es ist wichtig, daß das nur für gleichgerichtete Anlagen gilt. Das Zusammentreffen mehrerer krankhafter Anlagen an sich bedeutet noch keine Gefahr — auch nicht, wenn es sich um die Anlage zu geistigen Störungen handelt.

Darum, und im wesentlichen nur darum, ist die Inzucht so häufig gefährlich. Die Inzucht an sich führt zunächst nicht zur Degeneration. Bei Tieren ist nach Ansicht berufener Forscher und Züchter Inzucht im weiteren Sinne, d. h. die Paarung der gleichen Art, geradezu notwendig, um den Charakter einer Rasse rein zu erhalten, und viele vorzügliche Haustiere — genannt seien die Vollblutpferde und die Merinoschafe — sind durch lang fortgesetzte Inzucht oder sogar Inzestzucht entstanden.

Aber auch für den Menschen scheinen die Dinge ähnlich zu liegen. Die Geschichte und in Übereinstimmung damit die Erfahrungen der Anthropologie machen wahrscheinlich, daß große Kulturfortschritte ohne engere Inzucht bei keinem Volke erzielt werden können. Reibmayer sagt ganz allgemein, überall würden die Kulturträger von einer Inzuchtkaste geliefert. Diese übernähmen die intellektuelle Führung und hielten sich eine Zeitlang an der Spitze des Volkes; erst dann träte eine Erstarrung innerhalb dieser Kaste und damit eine Entartung ein. Das ist die Ausnahme, die übrigens für Tiere und sogar für Pflanzen genau so gilt. An einer gewissen Grenze wird das Optimum der Wirkung der Inzucht erreicht, und dann ist die Auffrischung mit frischem Blute erwünscht.

Aber es ist doch wichtig, daß eine solche Vermischung mit anderen Stämmen keineswegs früh notwendig wird. Wir wissen aus der Geschichte, daß sich bei Ägyptern, Persern und Peruanern gerade in den tüchtigsten Familien recht häufig Geschwister geheiratet haben. Bei den Ptolemäern sind in mindestens sieben aufeinanderfolgenden Generationen überhaupt nur Geschwisterehen geschlossen worden, ohne daß von Krankheiten etwas bekannt geworden wäre, und die Inkas haben sogar durch 14 Generationen hindurch ohne greifbaren Nachteil dasselbe getan. Und schließlich geht aus den genealogischen Untersuchungen von Lorenz hervor, daß in den meisten ländlichen Orten Europas die Menschen hundert- und tausendfach untereinander verwandt sein müssen, einfach weil die theoretische Zahl ihrer Ahnen viel größer sein würde, als die tatsächliche Bevölkerung in früheren Jahrhunderten gewesen war.

Geschadet hat uns das sicherlich nicht. Schaden tut die Inzucht immer nur dann, wenn in eine Familie eine krankhafte Anlage kam. Diese muß sich verdichten und mit großer Gesetzmäßigkeit auch die Kinder befallen, wenn beide Eltern derselben kranken Familie entstammen. Da es nun eine latente Vererbung gibt, und da sich praktisch der sichere Nachweis, daß in einer Familie gar keine krankhaften Anlagen vorhanden waren, natürlich nicht führen läßt, so bedeutet die Inzucht für den einzelnen in der Tat immer eine gewisse Gefahr. Daß der Vorgang für das Ganze aber ohne wesentliche Wirkung bleiben muß, ergibt sich aus dem bisher Gesagten von selbst.

Ganz anders steht es mit der Vererbung erworbener Eigenschaften. Wenn es diese gäbe, so müßte sie nicht bloß die Familie, sondern auch die Rasse verderben. Ja wenn sie überhaupt vorkäme, so bliebe nur das Eine verwunderlich, daß überhaupt noch gesunde Menschen geboren werden. Wenn sich alles in unseren Keimzellen niederschlüge, was der einzelne an seelischen und körperlichen Narben aus dem Kampf ums Dasein mit heimbrächte, und wenn alles dies auf die Kinder überginge, so hätte daraus längst ein Geschlecht von Krüppeln und Siechen hervorgehen müssen. So kann es also nicht liegen. Gibt es aber eine Vererbung erworbener Eigenschaften überhaupt?

Die Frage läßt sich deshalb nicht mit einem glatten Ja oder Nein beantworten, weil man in den letzten Jahren angefangen hat, dem Schlagwort von der Vererbung erworbener Eigenschaften sehr verschiedene Inhalte zu geben. Ich müßte also eine ganze Literatur aufrollen, wollte ich zu all den Problemen Stellung nehmen, die sich hinter diesem Schlagwort verbergen. Das kann natürlich nicht meine Aufgabe sein. Worauf es aber für uns allein ankommt, läßt sich sehr kurz sagen: daß nämlich nach allen Erfahrungen der Biologie sowohl wie der menschlichen Pathologie nichts, schlechthin gar nichts denkbar erscheint, was man, ohne dem Worte Gewalt anzutun, eine Vererbung im Einzelleben erworbener Eigenschaften beim Menschen nennen könnte.

Wir wissen bestimmt, daß Verstümmelungen z. B. sich nicht übertragen. Seit Jahrtausenden nimmt man rituelle Beschneidungen vor, seit sehr langer Zeit werden die Füße der Chinesinnen und die Kopfformen mancher Indianer systematisch umgestaltet, ohne daß man je eine erbliche Übertragung beobachtet hätte. Auch das ist nicht wahr, daß Eigenschaften, die sich durch Gebrauch oder Nichtgebrauch gewisser Organe beim einzelnen ausbilden lassen, auf die Kinder übergehen. Wo es anders zu sein scheint, da liegt ein Trugschluß vor. Wenn die mathematische Begabung in der Familie der Bernoullis oder wenn das musikalische Genie in der Familie Bach dominiert hat, so hat das gewiß nicht daran gelegen, daß sich die einzelnen Erblasser musikalisch oder mathematisch betätigt hatten; auch sie hatten ihre Anlage schon ererbt und nur deshalb konnten sie diese weiter vererben. Ganz das gleiche gilt aber für starke Muskeln und für kräftige Lungen auch, und zwar auch insofern, als bestimmte Anlagen den Vater und den Sohn veranlassen werden, gerade diese Anlage zu üben und andere, die von vornherein schwach waren, zu vernachlässigen.

Leider kommt eine Vererbung erworbener Eigenschaften nicht vor. Es wäre doch sehr schön, wenn wir das, was wir uns mühsam erwerben mußten, unseren Kindern in die Wiege zu legen vermöchten. Aber es bleibt ein Trost: daß wir nämlich auch Nervosität und körperliche Krankheiten — es sei denn, wir hatten sie selbst ererbt — nicht übertragen werden.

Freilich bleibt eine andere Furcht, und auch die läßt sich nicht mit zwei Worten bekämpfen. Sie bezieht sich auf die Selektion. Der Begriff ist aus Darwins Entwicklungslehre bekannt. In der Natur machen das schwächliche Tier und die minderwertige Rasse den kräftigeren Platz, weil sie im Kampf unterliegen. Diese günstige Wirkung soll die Zivilisation auf jede Weise behindern, und bis zu einem gewissen Grade ist das auch sicher der Fall. In den modernen Kriegen werden die Tüchtigsten ausgerottet, und die anderen bleiben am Leben und pflanzen sich fort. Moderne Hygiene und allerhand soziale Maßnahmen sonst erhalten Menschen, die unter natürlichen Verhältnissen zugrunde gehen müßten. Die ärztliche Kunst macht manchen existenz- und damit heiratsfähig, der ohne diese Hilfe sozial gescheitert wäre und seine krankhafte Anlage — zur Kurzsichtigkeit z. B. — nicht hätte vererben können; und die moderne Irrenpflege behütet geisteskranke Mitglieder der Rasse, deren frühzeitiger Tod dringend gewünscht werden müßte.

Nun leuchtet es ohne weiteres ein, daß das Niveau des Ganzen sinken muß, wenn bei der Fortpflanzung die minderwertigen Erbanlagen in Vorteil kommen. Aber die Dinge liegen doch nicht so einfach. Der Wirksamkeit der Selektion sind offenbar sehr enge Grenzen gesetzt. Sie vermag im allgemeinen nur Eigenschaften zu isolieren, die der Art von jeher eigentümlich waren, und so viele Abweichungen nach oben und nach unten auch vorkommen, die Hoffnung, aus ihnen neue dauernde Abarten zu züchten, hat man aufgeben müssen. Immer tritt der Rückschlag zum Grundtypus ein, und die bekanntlich recht ungünstigen Erfahrungen über die Kinder von Genies beim Menschen belegen nur ein allgemeines biologisches Gesetz.

Dazu kommt noch eines. Max v. Gruber hat mit Recht auch die gegen die moderne Hygiene erhobenen besonderen Vorwürfe zurückgewiesen. Die ärztliche Fürsorge erhält gewiß viel häufiger gesunden Menschen durch die Verhütung von Krankheiten ihre Widerstandskraft, als sie die natürliche Beseitigung der von Geburt an Schwachen verhindert. Auch von der modernen Irrenpflege wird man sagen müssen, daß sie viele Kranke nicht bloß am Leben erhält, sondern daß sie sie zugleich einsperrt und damit an der Fortpflanzung verhindert.

Soviel über die Vererbungsgesetze. Und jetzt werden wir uns mit einer anderen Gefahr beschäftigen müssen, mit jenem Vorgang nämlich, der früher oft mit der Vererbung verwechselt worden ist: mit der Keimschädigung. Der Alkoholmißbrauch, die chronische Blei- und die Quecksilbervergiftung und ebenso die Syphilis, um zunächst nur die wichtigsten Ursachen zu nennen, schädigen nicht selten auch die entstehende Generation. Auch hier ist im einzelnen noch vieles zweifelhaft; daß es jedoch eine Keimschädigung gibt, das wird auch der vorsichtigste Beurteiler der feststehenden Tatsachen zugeben müssen.

Aber was wir nicht kennen, sind die Grenzen, die der Wirkung dieser Keimschädigungen gesetzt sind. Wieder nimmt man gewöhnlich, wenn man von diesen Dingen spricht, eine unaufhaltsame Entartung des ganzen Geschlechtes an.

In Wirklichkeit ist eine solche Fortwirkung über die noch unmittelbar betroffene zweite Generation hinaus bisher keineswegs sichergestellt. Daß sie nicht eintreten müßte, liegt auf der Hand; denn die Keimvergiftung stellt eine Vergiftung des werdenden Kindes dar; daß dessen eigenes Keimplasma in Mitleidenschaft gezogen wird, müßte also erst bewiesen werden.

Aber etwas anderes scheint mir noch wichtiger zu sein. Für die schlimmsten Seuchen, die uns in dieser Hinsicht bedrohen, für die Trunksucht und die Syphilis, ist eines über jeden Zweifel erhaben, daß sie die Zahl der Nachkommenschaft beschränken, daß sie also mehr zur Dezimierung, zur Ausrottung, als zur Entartung der Familie Veranlassung geben. Außerdem aber lassen sich Alkohol und Syphilis bekämpfen, und so stehen wir auch hier einer Entartungsgefahr gegenüber, der wir nicht hilflos preisgegeben wären.

Die wahre Gefahr, die uns bedroht, ist aber auch diese noch nicht. Woran gehen denn Völker zugrunde und wodurch wird ihr Verfall kenntlich? Wenn wir die Kette der Erscheinungen, die in Rom und Hellas dem endgültigen Verfall vorausgegangen sind, rückläufig verfolgen, so bildet ihr letztes Glied unzweifelhaft das Aussterben, die quantitative Abnahme der Bevölkerung. Die Nation verliert die physische Kraft, ihre Stellung zu behaupten. Auch die letzte Ursache dieser Entvölkerung, die gesetzmäßig in den oberen Schichten beginnt, ist bekannt: möglich, daß auch sexuelle Perversionen und eine Abnahme der physischen Fruchtbarkeit mitgewirkt haben, entscheidend war für Rom und Hellas der gleiche Vorgang, der das heutige Europa wieder gefährdet: die gewollte Beschränkung der Kinderzahl.

Erst an diesem Punkte beginnen die Schwierigkeiten und die Meinungsverschiedenheiten zwischen Milieu- und Rassetheoretikern. Für Mommsen lag die Ursache dieses Vorganges nur auf sozialem Gebiet, in der kapitalistischen Wirtschaftsordnung und ihren Folgen für das gesellschaftliche Leben. Gobineau und seine Anhänger glaubten einen etwas anderen Hergang nachgewiesen zu haben. Ich sagte schon, daß die Entvölkerung in den oberen Schichten beginnt. Nach Gobineau, Woltmann und Wilser soll es nun überall, und zwar nicht nur in Europa, sondern z. B. auch in Indien und Persien eine bestimmte, die blonde germanische Rasse, gewesen sein, die allein als Kulturträger gewirkt hat. In allen führenden Staaten und in den führenden Stellungen dieser Staaten soll germanisches Vollblut und germanisches Mischblut überwogen haben und zum Teil noch überwiegen. Die nordische Rasse selbst aber wäre überall da, wo sie Kultur erzeugt hätte, einem naturgesetzlichen Ausjätungsprozeß unterworfen gewesen; denn in demselben Tempo, in dem diese begabten Menschen zu den einflußreichsten Stellungen im Staate aufstiegen, pflegte sich ihre Fruchtbarkeit zu vermindern. So käme es allmählich zu einer fortschreitenden „Verpöbelung der Rasse" (M. v. Gruber) und, wo mehrere Rassen zusammenleben, zu einer Vermischung mit niederen Stämmen. Das Endergebnis aber — hier stimmen Milieu- und Rassetheorien wieder überein — sei das Sinken der intellektuellen und moralischen Kraft, Sittenlosigkeit und Kinderlosigkeit auch bei der großen Masse und als Abschluß wieder das Aussterben, der Völkertod.

Welche Anschauung recht hat, muß hier unentschieden bleiben. Im ganzen scheint mir, daß die Lehre von der allein kulturfähigen blonden germanischen Rasse nicht mehr allzu viele Anhänger besitzt. Besteht sie aber nicht zu Recht, so würde die verminderte Fruchtbarkeit der intellektuell Tüchtigsten an sich, für große geschichtliche Zeiträume wenigstens, noch keine Gefahr bedeuten. Die ungenügende Fortpflanzung der Führer bleibt für die Gesamtheit eines Volkes so lange ohne Belang, wie dieses hinsichtlich seiner Erbqualitäten als homogen gelten kann. Ist das Ganze ein Stamm, der nur verschiedene Blüten von ungleicher Schönheit treibt, so ist es gleichgültig, welchen Teilen die Fortpflanzung obliegt. Immer wieder werden besondere wertvolle Varietäten gebildet werden, und es ist nicht notwendig, daß gerade diese zugleich auch die Keime für das nächste Geschlecht liefern.

Aber die Dinge scheinen bei uns leider doch noch anders zu liegen. Neuere Untersuchungen zeigen, daß in gewisser Hinsicht kranke Menschen (Schizophrene z. B.), und daß schwachsinnige Kinder durchschnittlich mehr Geschwister haben als gesunde, daß also gerade die wertlosen und pathologischen Eigenschaften besonders häufig weitergegeben werden. Das ist viel schlimmer, als wenn in einem im ganzen gesunden Volk nur gerade die geistig am höchsten stehenden Familien immer wieder ausstürben; denn sie würden ja von unten her immer wieder ersetzt. Wenn aber beides zusammenkommt: wenn man oben und unten die Entstehung gesunder Kinder verhütet, und wenn nur die Kranken und die Schwachsinnigen darin eine Ausnahme bilden — dann freilich, dann Gnade uns Gott.

Und deshalb ist die letzte, wirkliche und dringendste Gefahr doch in dem Aussterben selber gelegen. Heute sind wir so weit: nicht nur die oberen Schichten, sondern unser ganzes Volk wird durch die zunehmende Abnahme der Fruchtbarkeit in seiner Zukunft bedroht. Wir hörten schon, daß auch Alkohol und Syphilis zur „Dezimierung der Rasse" Veranlassung geben. Aber ungleich verheerender als sie wirkt ein viel sichereres Mittel: die gewollte Beschränkung der Kinderzahl. Gewiß tragen daran die wirtschaftliche Not, der Wohnungsmangel und die Hoffnungslosigkeit der Zukunft die Hauptschuld; aber daneben ist doch eine seelische Einstellung erkennbar, die sich auch bei einer Besserung unserer äußeren Lage kaum ausgleichen würde. Große politische Parteien fordern die Freigabe der Abtreibung und weiteste Kreise scheinen nicht einmal zu ahnen, was das bedeutet. Unmöglich könnte man sonst von der Gefährdung der Schwangeren durch nichtärztliche Abtreiber reden — neben dem Gesetz ist es ja beinahe nur noch diese Gefahr, die die Gesamtheit vor der Selbstsucht des einzelnen schützt.

Hier muß meines Erachtens der Kampf gegen die Entartung in erster Linie einsetzen. Mit der Syphilis und auch mit dem Alkoholmißbrauch werden wir eines Tages fertig werden. Aber helfen wird uns das nichts, wenn wir uns an Zahl neben anderen Nationen nicht mehr zu behaupten vermögen und wenn wir inzwischen zusehen, wie gerade die Kranken und Dummen für die Vermehrung der Bevölkerung sorgen. Nur ein Volk, das sich selbst aufgibt, kann eine solche Entwicklung durch gesetzliche Maßnahmen und soziale Einrichtungen fördern.

IV. Über die gegenwärtigen Strömungen in der Psychologie[1].

Vor 30 Jahren hat der Leipziger Nervenarzt Paul Julius Moebius das Wort von der Hoffnungslosigkeit aller Psychologie geprägt. In der Verzweiflung, wie sie zuweilen gerade den Gläubigen erfaßt, glaubte er die Psychologie als Wissenschaft ein für allemal totsagen zu müssen. Jetzt hat Karl Bühler ein Buch herausgebracht unter dem Titel „Die Krisis der Psychologie"; er aber meint eine Aufbaukrise, die, durch die erfolgreiche Arbeit der verschiedensten Schulen entstanden, ihrer Natur nach zum Zusammenschluß, zur Versöhnung früher widerstreitender Arbeitsrichtungen führen müsse. So scheint zwischen beiden Äußerungen eine Kluft zu bestehen, aber diese Kluft ist im wesentlichen zeitlich bedingt. Die Krisis, von der Bühler spricht, hat schon zu Moebius' Zeiten, ja, wie wir sehen werden, schon in den neunziger Jahren begonnen, und es ist nur natürlich, daß sie zunächst weniger fruchtbar als gefährlich erschien.

Ich werde also, wenn ich die gegenwärtigen Strömungen in der Psychologie darstellen soll, historisch ziemlich weit zurückgreifen müssen; in all ihrem Widerstreit sowohl wie in dem, was sie letzthin doch wieder vereint, lassen sich diese Strömungen nur aus ihren geschichtlichen Quellen verstehen.

Um mein Thema aber doch einigermaßen zu umgrenzen, scheide ich alles aus, was hinter, über und neben der psychologischen Tatsachenforschung liegt. Alle Auffassungen,

---

[1] Vortrag, gehalten im Auditorium maximum der Universität München, am 15. Februar 1928. Wien. klin. Wochenschr. 1928. Nr. 28.

die, wie Leibnizens Monaden, der Wille Schopenhauers oder das Unbewußte Hartmanns, das, was hinter den Erscheinungen steht, das Absolute zu greifen versuchen, sollen hier ebenso unberücksichtigt bleiben, wie Fechners Weltseele und der objektive Geist Diltheys und Sprangers oder wie Husserls Phänomenologie, die nach ihrer eigenen Erklärung ebenfalls keine Tatsachen, sondern „Wesenserkenntnisse" feststellen will.

Von alledem soll heute keine Rede sein. Das bedeutet keine Kritik; das bedeutet lediglich, daß ich mich hier nicht zuständig fühle. Meine Bewunderung für Forscher, die den Mut und die Kraft haben, mit ihren Gedanken die Grenzen des Erfahrbaren zu sprengen, wird durch diese Zurückhaltung in keiner Weise berührt. Anders ist es mit der Ausscheidung der „okkulten Wissenschaft", der Parapsychologie. Sie hat sich diesen Namen selber gegeben und damit klar zum Ausdruck gebracht, daß sie außerhalb, d. h. neben der Psychologie, stehen will. Nach meiner Überzeugung steht und greift sie schlechthin immer daneben: in der Problemstellung, in der Methodik und nicht zum wenigsten in der Kritik. So steht sie nicht bloß neben der Psychologie, sondern außerhalb der Wissenschaft überhaupt.

Nun zu meinem Thema. Wer die großen Linien der psychologischen Forschung in den ersten zwei Dritteln des 19. Jahrhunderts bloßzulegen versucht, wird, glaube ich, in allen Verschlingungen zwei Grundrichtungen deutlich hervortreten sehen: eine reine Spekulation, die, wie über alle Dinge des Himmels und der Erde, auch über die menschliche Seele ins Blaue hinein zu philosophieren und ihre Eigenschaften am Schreibtisch auszudenken versuchte, und einen Physikalismus, dessen letztes Ziel eine mechanistische Erklärung der psychischen Erscheinungen war. Diese Richtung hat aus inneren Gründen immer wieder Berührungen nicht bloß mit der Physik und Mathematik, sondern auch mit der Anatomie und Physiologie erstrebt, und sie hat deshalb natürlich eine besondere Stütze im Materialismus am Ausgang des letzten Jahrhunderts gefunden.

Es ist in diesem Zusammenhang nicht ohne Reiz, heute gleiche Grundgedanken in Arbeiten aufzusuchen, die den Zeitgenossen schlechterdings gar nichts Gemeinsames zu enthalten schienen. So fallen Wernickes erste grundlegende Veröffentlichung über die Aphasie und die früheste Auflage von Wundts physiologischer Psychologie in dasselbe Jahr 1874.

Wernickes Arbeit ging aus der Klinik hervor; sie führte das Unvermögen mancher Hirnkranker, die Worte eines anderen zu verstehen oder aber selber Worte und Sätze zu bilden, auf Störungen an ganz bestimmten Stellen der Großhirnrinde zurück. Also eine hirn-pathologische, rein anatomisch-physiologische Arbeit — und doch ist sie als psychologische Studie erschienen, als ein erster genialer Versuch, auf sehr schmalem Fundament nicht bloß die Psychopathologie, sondern auch die Psychologie vollkommen neu zu errichten. Und darin liegt die Beziehung dieses klassischen Werkes zu jener Psychologie, die, vorbereitet durch die beiden Mill, Spencer und Taine und in ihrer Methodik entscheidend durch Fechner bestimmt, genau zu der gleichen Zeit durch Wilhelm Wundt eine sehr viel breitere und, wie sich später gezeigt hat, doch immer noch nicht tragfähige Basis erhielt.

Als „Psychologie der Elemente" hat Eduard Spranger in unseren Tagen alle diese Richtungen zusammengefaßt. In der Tat, das war das eine: Wernicke setzte genau wie Wundt den Aufbau des Seelischen aus Atomen als selbstverständlich voraus. Aber auch im anderen stimmten beide durchaus überein: die Assoziations- und die Apperzeptionspsychologie haben ihre Elemente wie deren Verbindungen — wenn auch selten so ausdrücklich, so doch nicht weniger entschieden — mit den jeweils bekannten Daten der Gehirnanatomie gerade so in Beziehung gebracht, wie es durch die Hirnpathologie für gewisse krankhafte Ausfälle mit sehr viel größerem Recht geschah. Beide waren verschiedene Zweige einer rein naturwissenschaftlich eingestellten, erklärenden Psychologie, einer Richtung, deren verhältnismäßig enge Grenzen übrigens Wernicke sowohl wie Wundt von vornherein viel klarer gesehen und abgesteckt haben als viele ihrer späteren Schüler.

Und doch haben auch Wernicke und Wundt eines übersehen und als Vertreter ihres Zeitalters wohl übersehen müssen: daß uns die Anatomie sowohl, wie die Physiologie kaum jemals weiter führen werden als bis in den Vorhof der Psychologie. Gewiß mußte es einer materialistischen Zeit lohnend erscheinen, alle Rätsel des Seelenlebens mit dem verwickelten Bau des Gehirns, das Neben- und Nacheinander psychischer Vorgänge und das Spiel der Motive mit dem Ablauf gewisser Erregungsvorgänge in Nervenbahnen und die Geheimnisse des Gedächtnisses mit der Tatsache zu erklären, daß periphere Nerven durch wiederholtes Elektrisieren für den elektrischen Strom ansprechbarer würden; und ebenso sicher mußte namentlich dem Mediziner die Zerlegung auch des Seelischen in seine Elemente als eine beinahe selbstverständliche Vorarbeit für das Studium komplexer psychischer Vorgänge erscheinen. Aber es ist leider nicht wahr, daß man Empfindungen, Gedanken, Gefühle und Willensimpulse aus dem Strom des Psychischen fein säuberlich herauszukristallisieren vermöchte, und noch weniger trifft es zu, daß sich aus der Anatomie des nervösen Zentralorgans bis heute irgend etwas Wesentliches über die Seele des Menschen hätte herauslesen lassen. Es ist ein Irrtum, wenn sich manche Psychologen noch heute auf Ludwig Edinger, den Hirnanatomen, berufen; denn gerade der hat schon 1900 erklärt: „Die Aufgabe, welche sich die Psychologie manchmal gestellt hat, das ungeheuer komplizierte Seelenleben des Menschen und der höheren Tiere aus dem Bau des Großhirns heraus besser verstehen zu lernen, war eine viel zu hohe." Und wem das nicht genügt, den darf ich auf einen nicht weniger berühmten Hirnforscher, auf Franz Nissl verweisen, der (1908), gerade, klar und aufrecht wie immer, gegen Flechsigs „Gehirn und Seele" sein Wurfgeschoß warf: „Gehirnmythologie sei das alles, und die Beziehungen zwischen dem Bau des Gehirns und seinen seelischen Leistungen kennten wir nicht."

Soviel ich sehe, hat sich darin bis heute recht wenig geändert. Grundsätzlich ließe sich über die zerebralen Begleiterscheinungen seelischer Vorgänge vielleicht wirklich einmal etwas erfahren; aber da Menschen doch erst sterben müssen, ehe der Anatom sich ihres Gehirns annehmen kann, sind diese Aussichten sicher nicht groß. Alle zarteren Strukturen werden mit dem Tode wahrscheinlich endgültig ausgelöscht sein, und alle feineren Veränderungen wird er immer wieder verwischen. Soweit es das Gehirn angeht, wird sich also selbst der Unterschied zwischen einem schlafenden und einem wachenden Menschen in physikalischen oder chemischen Formeln wohl nicht allzu bald ausdrücken lassen.

Daß sich die Psychologie der tatsächlichen Beziehungen des Geistes zum Körper deshalb doch dauernd bewußt bleiben muß, hoffe ich später zeigen zu können, wenn von den Untersuchungen von Kretschmer, von Jaensch u. a. die Rede sein soll. Unser Recht und unsere Pflicht, seelische Erscheinungen aus ihren eigenen Voraussetzungen abzuleiten, werden aber dadurch gar nicht berührt; denn selbst wenn wir wüßten, was einem seelischen Vorgang auf der physischen

Seite entspricht, das Wie dieser Zuordnung werden wir bis in alle Ewigkeit niemals begreifen. Da es aber so ist, werden wir doch zum mindesten auch die seelischen Vorgänge selber studieren müssen, genau so wie auch nach der Entdeckung der Wellenbewegung des Lichtes und der Funktionen der Netzhaut das Studium der Farben, der Farbmischungen und ihrer ästhetischen Wirkungen nach wie vor notwendig ist. Dabei besteht zwischen beiden Fällen noch ein Unterschied; niemand kann uns hindern, an Stelle einer Farbe eine Wellenlänge zu nennen. Genau so dürften wir gewisse seelische Zustände auf bestimmte Hirnvorgänge nicht nur beziehen, sondern in der wissenschaftlichen Sprache auch durch diese Vorgänge ersetzen — ja ich muß wieder „wenn" sagen, wenn wir diese Vorgänge kennen würden. Aber wir kennen sie doch nicht, und deshalb ist es nicht recht, daß unsere Nomenklatur immer wieder anatomische und physiologische Kulissen entlehnt und mit ihnen für Vorbeifahrende Potemkinsche Dörfer errichtet.

Immerhin, hinsichtlich der Physiologie liegen die Dinge doch noch ein wenig anders als für die Anatomie, ihre Schwester. Die Physiologie hat der Psychologie bis heute viele wertvolle Hilfe geleistet, und sie ist gewiß nicht an den Irrwegen schuld, auf die wir selbst zuweilen gerieten. Schuld war nichts, als daß die Psychologie wie die Psychiatrie gerade physiologische Untersuchungen zuweilen mit übertriebenen Hoffnungen, mit falschen Voraussetzungen oder sogar mit unsinnigen Absichten trieben. Ein Physikalismus, der die erste und wichtigste Tatsache jeder psychologischen Beobachtung, der den Gegenstand aller Psychologie aus der Welt zu diskutieren versucht und gleich am Anfang erklärt: „Das Ich ist unrettbar", der mußte freilich zum Zusammenbruch führen. Aber auch Untersuchungen, die nach dem Vorgang Pawlows den Menschen als eine Reflexmaschine betrachten und alles vernachlässigen, was zwischen Außenreiz und Handlung an seelischen Erlebnissen liegt, auch diese Untersuchungen lassen, so nützlich sie für Tiere sein mögen, für den Menschen lediglich gewisse Analogieschlüsse zu.

Es ist gewiß kein Zufall, daß sich physikalisch-exakte Untersuchungsarten in der Psychologie da am besten bewährt und am reinsten erhalten haben, wo bei der Betrachtung von materiellen Massenleistungen der Einzelmensch und seine inneren Erlebnisse in der Tat beinahe gleichgültig werden: im Wirtschaftsleben und besonders in der Fabrik. Aber selbst hier muß das „gleichgültig" durch ein „beinahe"eingeschränkt werden. In einer bekannten Untersuchung über die „Arbeitskurve" hat mir nichts tieferen Eindruck gemacht als die Beobachtung, daß die Aussicht auf eine Ohrfeige sowohl wie auf ein Stück Schokolade die sinkenden Leistungen eines Lehrbuben noch einmal zu heben vermag.

„Sinnvolles Erleben" sagt man dann heute und stellt ihm ein rein „reflektorisches" Geschehen, einen lebenden Automaten entgegen. Aber gibt es das überhaupt? Nein, keine Idee. Wo man die Arbeit und das Leben im Tierreich wirklich studiert — viele schöne Untersuchungen über Ameisen und Bienen sind ja bekannt — da zeigt sich, daß sich diese Trennung gar nicht durchführen läßt. Auch beim Tier kommen wir mit einer Betrachtung nicht aus, die überall bloß Reflexe zu sehen und das Bewußtsein zu vergessen oder, wie man es heute wohl richtiger nennt, zu „verdrängen" versucht. Schon die Infusorien benehmen sich anders als Automaten, hat Karl Bühler gesagt.

Ich möchte hier nicht mißverstanden werden. Natürlich kann man, auch wo es sich um den Menschen handelt, vom Bewußtsein eine Zeitlang abstrahieren und nur das äußere Benehmen der untersuchten Objekte studieren. Ohne vorübergehende Abstraktionen kommt ja keine Wissenschaft, also auch keine Wissenschaft von Tatsachen aus. Nur daß man abstrahiert, muß man wissen, und so wird auch die Richtung, die man in Amerika Behaviorismus nennt und die bloß das äußere Benehmen der untersuchten Objekte studiert, sehr achtgeben müssen, wenn sie nicht die Fühlung gerade mit dem verlieren will, was sie doch vornehmlich sucht: mit dem, was wirklich geschieht.

Denn was wir wissen wollen, ist doch hier wie überall zunächst das, was ist, was sich im Bewußtsein von (gesunden und kranken) Menschen denn eigentlich abspielt. Bewußtsein aber mit einer Methode erforschen, die den nicht fragen will, der dieses Bewußtsein besitzt, die jede Berührung mit dem Seelischen selber vermeidet, ja das geht wirklich nicht an. Wieder muß man froh sein, wenn man so wenigstens bis an die Schwelle des Bewußtseins gelangt. Kann man denn einen Affekt auf den anderen legen und sagen, er sei um so oder soviel größer? Nur physische Vorgänge lassen sich messen, zählen und wägen — Fechners grandioser Irrtum, er hätte eine psychophysische Maßformel, eine zahlenmäßige Beziehung zwischen dem physischen und dem seelischen Geschehen nachweisen können, hat ebenso wie die Entgleisungen der Hirnmythologie ein Warnungszeichen errichtet, auf das man heute m. E. besonders auch die Gestaltspsychologen um W. Köhler hinweisen muß.

So stand es um 1890 in der Tat schlimm um die Psychologie. Sie war wirklich eine Psychologie ohne Seele, und wer von der etwas erfahren wollte, dem gab sie Steine anstatt Brot. Sehr klugen Leuten ist das auch niemals entgangen. Ich sagte schon, daß Wundt die Grenzen der physiologischen Psychologie von vornherein ziemlich eng abgesteckt hat. Er hat zur Vorsicht geraten und, was mehr ist, er hat in seinem System doch etwas wie eine Seele gebraucht. Was war denn das, die Apperzeption? Es war das Eingeständnis, daß es mit der Seelenmechanik, mit Elementen und Assoziationen nicht geht — ob man dann Seele sagt oder Apperzeption, mein Gott, das macht wirklich nichts aus.

Die entscheidende Wendung in der so vorbereiteten Krise ist aber doch erst 20 Jahre später, nämlich 1894 eingetreten. Noch im Jahre 1890 war Machs Analyse der Empfindungen erschienen, in der es klar hieß: Nicht das Ich ist das Primäre, sondern die Elemente (Empfindungen). Jetzt aber, 1894 und 1895, treten noch einmal zwei psychologische Werke beinahe gleichzeitig auf, die, in allen Einzelheiten weit voneinander verschieden, für den Historiker wieder zusammengehören. Das eine ist die erste psychoanalytische Arbeit, das andere Wilhelm Diltheys Versuch, der erklärenden eine beschreibende und zergliedernde Psychologie, ich möchte heute sagen, eine Lehre der psychischen Zusammenhänge gegenüberzustellen. Erklärende Psychologien waren für Dilthey alle, die das Seelische auf gewisse Grundelemente und die zugleich diese Elemente auf ihre physiologischen Korrelate zurückführen wollten. In dieser Hinsicht sind Wernickes psychologische Studie, Fechners Psychophysik, die Assoziations-, Apperzeptions- und die physiologische Psychologie in der Tat auf demselben Boden entstanden. Auf der anderen Seite bestehen aber auch zwischen Diltheys beschreibender Psychologie und den Grundabsichten der Arbeit, mit der um dieselbe Zeit Breuer und Freud zunächst die Psychiatrie und dann die Psychologie zu revolutionieren begannen, gewisse allgemeine Beziehungen. In beiden tritt uns — bei Dilthey bewußt und mit bewundernswerter Klarheit entwickelt, bei Freud hingegen in merkwürdiger Mischung in kabbalistisch-mystische sowohl wie in materialistisch-assoziations-psychologische Wurzeln verstrickt — endlich wieder der Gedanke entgegen, ob sich denn das Seelische nicht als Ganzes erfassen und zugleich aus seinen eigenen Voraussetzungen ableiten ließe.

Man kann in der Arbeit der letzten 30 Jahre den Versuch sehen, sich mit diesen Problemen, zu denen freilich noch viele andere hinzugetreten sind, auseinanderzusetzen. Auch ich werde heute, wenn auch nur kurz und unter einem ganz bestimmten Gesichtswinkel, zunächst die Lehre Freuds darstellen müssen. Ich nehme sie dabei lediglich als ein äußerstes Beispiel; daß Alfred Adler und ebenso Jung eigene Wege gegangen sind, ist zu bekannt, als daß ich darauf eingehen müßte. Freud also ist der Meinung, das, was wir als Bewußtsein erleben, stelle nur einen kleinen Ausschnitt aus dem Psychischen dar, einen Ausschnitt, der sich überdies nicht verstehen ließe, solange man ihn nicht durch die unbewußten Glieder ergänzte, die lediglich das psychoanalytische Verfahren aufzudecken vermag. Jeder Tag hinterläßt nach ihm einen Rest von seelischen Schlacken, von enttäuschten Hoffnungen und unerfüllten Wünschen, von quälenden Erinnerungen und peinlichen Begierden. Alles dies wird ins Unbewußte verdrängt, und hier werden Gedanken und Affekte voneinander gespalten, und den Gedanken wenigstens wird der Zugang zur Bewußtseinssphäre von da ab versperrt. Eine eigene Instanz, die „Zensur", wacht selbst im Traum darüber, daß diese Gedanken dem Oberbewußtsein nicht zugänglich werden; Unsinniges wird geträumt, damit der Mensch seine eigenen Wünsche und Triebe, seine eigenen Ängste und Sorgen in diesen Verhüllungen nicht wieder erkennt. All diese Schleier zu lüften, ist einzig die Psychoanalyse berufen; nur sie kann hinter tausend Symbolen — das können nicht nur Träume, das können auch nervöse Störungen aller Art, ja das können sogar sehr harmlose Handlungen und Entgleisungen des täglichen Lebens, wie das Versprechen, Verlegen, Vergessen sein — die Wahrheit, und zwar eigentlich immer dieselbe, nämlich eine das Sexuelle betreffende Wahrheit erkennen.

Hier sind die beiden Punkte, die ich an der Psychoanalyse am lebhaftesten bekämpfe: die Symbollehre und die Sexualität. Daß die Sexualität bei allen einigermaßen jungen Menschen eine sehr große Rolle spielt, wird niemand bestreiten, der sich einbildet, irgend etwas vom Menschen zu wissen; daß aber alles, was auf der Welt geschieht, einschließlich der höchsten geistigen Leistungen, in letzter Linie aus demselben, nämlich aus dem erotischen Quell gespeist wird, das braucht man darum noch durchaus nicht zu glauben. Wer dies aber nicht glaubt, der wird auch die Symbollehre nicht übernehmen und damit auch nicht die Logik — die arme „alte Schullogik" — so über Bord werfen müssen, wie es manche von Freuds Anhängern ausdrücklich tun. Ich habe kürzlich gelernt, daß junge Mädchen und Buben gewisse entstellende Unreinlichkeiten ihrer Haut deshalb bekommen, weil sie sich — nein, Verzeihung, weil sich ihr Unterbewußtsein gegen ihre eigenen erotischen Wünsche noch wehrt. Wenn man fragt, wie das und wie noch viel Absurderes festgestellt worden sei, so wird man immer wieder erfahren, die „Innenschau" habe es dem Psychoanalytiker vermittelt. Er findet diese Erklärung in seinem eigenen Bewußtsein, und was noch erstaunlicher ist, seine Anhänger nehmen das als Beweis.

Eine Lehre, die sogar im Unbewußten verwickelte psychische Zusammenhänge vermutet, die so überall Psychisches auf Psychisches zurückführen will, sollte sich, möchte man meinen, gerade dadurch wenigstens vor hirnmythologischen und mechanistischen Irrtümern schützen. Aber das Gegenteil ist der Fall: das Unterbewußtsein ist das Gehirn; Verdrängung, Zensur, Sublimierung und die Bildung von Symbolen sind Hirnleistungen, und immer wieder wird von der Psychoanalyse betont, daß sie reine Naturwissenschaft sei. Nun begegnet der Versuch, gewisse im Bewußtsein nicht auffindbare Voraussetzungen späterer seelischer Vorgänge physiologisch zu erklären, an sich durchaus keinen Bedenken, ja wir alle kommen ohne ihn schlechthin nicht aus. Aber man kann unmöglich dieses physische Geschehen dann gleichzeitig doch wieder beseelen. Die Psychoanalyse aber beseelt das Unterbewußtsein nicht bloß, sondern sie schreibt ihm alle Eigenschaften des Oberbewußtseins zu; mit einem Wort, sie will es rationalisieren. Ich bin überzeugt, daß sie an diesem inneren Widerspruch eines Tages zugrunde gehen wird; ja die Übertreibungen und Auswüchse, die uns noch heute immer wieder verblüffen, sind m. E. nur dadurch möglich geworden, daß man hier von jeher zwei inkommensurable Größen, das Seelische und das Physische, vermengte, verglich und auf angeblich gleiche Gesetze bezog.

Spranger hat, glaube ich, an der Psychoanalyse einmal das Bestreben gelobt, Seelisches nur aus Seelischem zu erklären. Das trifft bis zu einem gewissen Grade, aber es trifft doch nicht vollkommen zu. Gewiß bleibt für die Anhänger Freuds innerhalb des Psychischen von der Geburt bis zum Tode gar keine Lücke; es gibt keinen Sprung, sondern lediglich Glieder der Kette, die für die Mehrzahl der Menschen unsichtbar sind. Aber im Grunde ist die Hypothese, daß diese nicht bewußten Glieder irgendwelche psychischen Qualitäten besäßen, ebenso unbewiesen, wie es die Lehre von Helmholtz war, der das Erkennen einer Kugel z. B. (einen Vorgang, der dem Bewußtsein einfach und einheitlich erscheint, der aber recht verwickelte physiologische Akte voraussetzt) auf „unbewußte Schlüsse" bezog. Immerhin, dies war ein falscher, aber harmloser Versuch, nicht bloß allem Seelischen etwas Physisches, sondern auch möglichst jedem kleinsten physischen Akt einen psychischen entsprechen zu lassen. Eine Unterseele jedoch, die das Oberbewußtsein dauernd mit Überlegung und auf die infamste

Weise betrügt, und deren ganzes verwickeltes, hinterhältiges und selbstsüchtiges Wesen dann schließlich doch bloß in gewissen Hirnmechanismen besteht, das ist weder eine physiologische noch eine psychologische Theorie, das ist ein schlecht erfundener Mythos.

So ist es kein Wunder, daß von Freuds Aufstellungen zwar manches Richtige und Brauchbare von Psychologen und Psychopathologen übernommen, daß aber seine eigentliche Lehre von den meisten strengen Wissenschaftlern abgelehnt worden ist. Sein Verdienst aber wird immer das zu seiner Zeit — trotz Nietzsche — ungeheure Wagnis bleiben, gerade diejenigen Zusammenhänge aufzudecken, denen alle früheren Psychologien behutsam aus dem Wege gegangen waren. Auch wir anderen suchen heute in jenes seelische Gebiet einzudringen, das die meisten Menschen uns zunächst hinter Masken und Worten verbergen. Auch wir wissen von sich durchkreuzenden Motiven und triebhaften Wünschen, kurz von Unterströmungen der Seele, von denen unsere Moral nichts wissen möchte und mit denen unser Verstand nichts anzufangen vermag. Auch wir kennen Torheiten, deren wir uns schämen, und Gedanken, die uns später peinlich sind. Es ist gewiß wahr, daß wir von einem großen Teil unserer innersten Erlebnisse nicht nur ungern sprechen, sondern wenn irgend möglich, auch uns selbst über sie hinwegzutäuschen versuchen. So kommt vieles zustande, was nach außen voll Widerspruch scheint. Aber im täglichen Leben glaubt ja auch niemand daran, daß sich jede Überzeugung und jede Handlung aus den vom einzelnen zugegebenen oder sogar zur Schau getragenen Voraussetzungen geradlinig ableiten ließen. Bloß daß er darum seine wirklichen Gründe selber nicht kenne, das folgt daraus nicht, und so braucht auch die Psychologie nicht nach einer facultas occulta zu greifen, deren Tätigkeit unbewußt und somit doch eigentlich unerfahrbar sein soll, und der man gerade deshalb alle Eigenschaften andichten kann, die man mag.

Freuds Lehren haben in 30 Jahren einen förmlichen Siegeszug durch die Köpfe zuerst der Mediziner und dann auch der Laien genommen. Im Gegensatz dazu sind Diltheys feine und tiefe Betrachtungen zunächst ganz unbeachtet geblieben. Erst Jaspers und namentlich Spranger haben ihnen zu einer reichlich späten Anerkennung verholfen. Spät, weil die Psychologie erst von anderen Idealen loskommen mußte. Dilthey hat seine Psychologie, die man vorübergehend eine verstehende Psychologie genannt hat, selbst bescheiden den erklärenden als eine beschreibende Psychologie gegenübergestellt. Ihm kam es auf den Zusammenhang des Seelenlebens an, der uns durch die innere Erfahrung erschlossen sei. „Die Natur erklären wir," heißt es, „das Seelenleben verstehen wir." Es klingt, als wenn sich Dilthey schon hätte an Freud wenden wollen, wenn er (in einer gegen die physiologischen Hypothesen der Psychologie gerichteten Bemerkung) schreibt: „Die Psychologie bedarf also keiner nur durch Schlüsse gewonnenen Begriffe, um überhaupt einen durchgreifenden Zusammenhang unter den großen Gruppen der seelischen Tatsachen herzustellen". „Die Betrachtung des Lebens selber fordert, daß die ganze unverstümmelte und mächtige Wirklichkeit der Seele von ihrer niedrigsten bis zu ihrer höchsten Möglichkeit zur Darstellung gelangt. Dies liegt innerhalb des Gebietes der Forderung, welche die Psychologie an sich selber stellen muß, wenn sie nicht hinter Lebenserfahrung und dichterischer Intuition zurückbleiben will." „Man gehe von dem entwickelten Kulturmenschen aus. Man beschreibe den Zusammenhang seines Seelenlebens, man lasse die hauptsächlichsten Erscheinungen desselben mit allen Hilfsmitteln künstlerischer Vergegenwärtigung so deutlich als möglich sehen, man analysiere die in diesem umfassenden Zusammenhang enthaltenen Einzelzusammenhänge tunlichst genau."

Dies ist der Satz, an dem die Kritik wohl immer wieder einsetzen wird. Was Dilthey in ihm fordert — er fordert natürlich viel mehr und Größeres — aber was er hier fordert, ist nichts anderes als das, was Dichter und Geschichtschreiber, Diplomaten, Seelsorger und Ärzte und was schließlich wir alle im täglichen Leben immer getan haben und immer wieder tun werden, es ist, nebenbei bemerkt, auch stets die Psychologie der Psychiater gewesen, und zwar auch derjenigen, die wissenschaftlich auf dem Boden irgendeiner erklärenden Psychologie zu stehen vermeinten. Wenn manche also diese beschreibende Psychologie Diltheys gelegentlich für unwissenschaftlich erklärt haben, so werden wir in der Tat ernstlich prüfen müssen, ob diese Kritiker nicht recht haben, oder zum mindesten: ob die beschreibende Psychologie in dem Sinne Wissenschaft ist, wie etwa Physik und Chemie. Wenn man den Maßstab von Kant anlegt, nach dem jede Disziplin nur insoweit Wissenschaft sein soll, als sie Mathematik enthält, dann wird Diltheys Psychologie zu den Wissenschaften ganz gewiß nicht gehören. Störring hat kürzlich erklärt, die verstehende Psychologie, wie sie z. B. Jaspers verträte, sei im Grunde nichts als Vulgärpsychologie. Ich glaube nicht, daß das für Jaspers zutrifft, aber ich selbst habe mich zur Vulgärpsychologie schon lange und ausdrücklich bekannt. Natürlich meine ich nicht, daß sie die Psychologie schlechthin ausmachen könnte; aber wie man Psychologie treiben will, ohne von ihr auszugehen, das verstehe ich nicht. Schließlich ist doch jede Wissenschaft aus dem Leben entstanden, und keine kann den Zusammenhang mit diesem Leben so wenig entbehren wie gerade die Psychologie. Es ist nun einmal nicht anders: jeder wahre Dichter fördert uns psychologisch mehr als 100 Gelehrte, und gute

Menschenkenner haben zu allen Zeiten mehr von der menschlichen Seele gewußt, als selbst das beste Experiment zu zeigen vermag. Niemand wird alles, was sich in Selbstbekenntnissen, Autobiographien und Briefen, in Romanen, Gedichten und Dramen, in philosophischen Essays oder in historischen, kultur- und kunstgeschichtlichen Arbeiten an psychologischen Bemerkungen findet, ohne weiteres als wissenschaftlich erhärtete Tatsachen nehmen. Ja nicht einmal nachträglich wird sich das Gold, das hier liegt, in allen Fällen rein ausmünzen lassen. Aber ganz darauf verzichten, bloß „objektive" Psychologie treiben — nein, ich glaube, dann wären wir wieder bei der Hoffnungslosigkeit aller Psychologie.

In Wirklichkeit hat aber die Entwicklung beinahe aller psychologischen Richtungen ganz unmerklich eine neue Einstellung zu psychologischen Fragen herbeigeführt, die, gleichviel ob sie durch Dilthey beeinflußt gewesen ist oder nicht, seinen eigenen Auffassungen viel näher steht, als manche Kritiker uns heute noch glauben machen möchten. In einer Veröffentlichung, die er selbst als Streitschrift, und zwar eine gegen die geisteswissenschaftliche und verstehende Psychologie gerichtete Streitschrift bezeichnet, schreibt G. Störring: „Wenn man versteht, wie der Angegriffene zornig und wie der Betrogene mißtrauisch wird", so versetzt sich der Betrachter in die Situation des Angegriffenen, und damit handelt es sich dann um ein Experiment, welches der Einfühlende an sich selber anstellt. Diese Bemerkung kennzeichnet vorzüglich den Wandel auch in den psychologischen Köpfen, die die Beziehungen zu der „exakten" naturwissenschaftlichen Methodik so gut wie möglich zu wahren versuchen. Was war denn das vor 30 Jahren: ein psychologisches Experiment? Es war das Mittel der physiologischen Psychologie, einer im wesentlichen sinnesphysiologischen Richtung, die zuerst mit überschwänglichen Hoffnungen begrüßt, dann von manchen — ich selbst habe mich hier gewisser Übertreibungen schuldig gemacht — ebenso entschieden bekämpft und verspottet, sich heute als eine geschichtlich notwendige Phase erweist, ohne die weder die wertvollen Untersuchungen über das Gedächtnis von Ebbinghaus und G. E. Müller, noch die denkpsychologischen Arbeiten möglich gewesen wären, die wir Külpe, Messer, Bühler, Ach und ihren Schülern verdanken. Diese ganze Entwicklung hat sich Schritt für Schritt und durchaus organisch vollzogen, und ebenso organisch hat sich zugleich auch das psychologische Experiment, und zwar nach Form und Inhalt, verändert. Auch die Denkpsychologie arbeitet mit dem Versuch, aber mit den Experimenten des alten physiologischen Laboratoriums hat er kaum mehr als den Namen gemein. In der ihnen geläufigen Sprache des täglichen Verkehrs drücken die Versuchspersonen möglichst unbefangen das aus, was sie unmittelbar seelisch erleben. Man mag das immerhin als Brücke zu dem betrachten, was jetzt Störring als Experiment und was andere (da man den Ausdruck „Verstehen" in diesem Zusammenhange heute besser vermeidet) als „Nacherleben" bezeichnen. Aber gerade diese Brücke zeigt, daß sich bei der wissenschaftlichen Behandlung psychischer Erscheinungen die Selbstbeobachtung, das Erlebnis, kurz das Subjektive ganz niemals ausschalten läßt.

So haben sich hier genau wie in den Schulen, die sich unter der Führung von Jaensch z. B. mit der Erforschung der menschlichen Wahrnehmungswelt befassen, die Methodik sowohl wie die Erklärung der beobachteten Erscheinungen zum mindesten vom Physikalismus vollkommen entfernt. Im Quadrat dieser Entfernung aber haben sich auch die seelischen Atome verflüchtigt. Jetzt ist das Ich kein Bündel von Vorstellungen mehr, ja es braucht nicht einmal mehr gerettet zu werden. Wenn man heute auch in psychologischen Zusammenhängen von Ganzheit spricht, so bedeutet das nichts anderes, als daß nicht Wahrnehmungen, Vorstellungen, Gedanken, Gefühle und Willensimpulse das Entscheidende sind, sondern das Ich, das alle diese Inhalte in unendlichen Verschlingungen, aber immer als Einheit erlebt; daß es weder eine Wahrnehmung gibt ohne Gefühl und Gedanken, noch einen Gedanken ohne einen affektiven oder ein Gefühl ohne einen intellektuellen Gehalt. Noch einmal: man kann abstrahieren auch in der Psychologie; an psychische Vorgänge oder gar an Personen, die sich teilen ließen, glaubt trotzdem kein Mensch.

Selbst für die Wahrnehmung sehr einfacher geometrischer Figuren und räumlicher Gestalten hat sich (namentlich durch die Untersuchungen K. Bühlers) herausgestellt, daß sie sich auf die bloße Addition elementarer Empfindungen ein für allemal nicht zurückführen läßt, und daß sehr geringe Größenunterschiede zwischen zwei geraden Strichen z. B. zwar nicht an den Strichen, wohl aber an den Rechtecken deutlich werden, die sie mit anderen Strichen formieren. Wenn das von so einfachen Vorgängen gilt, dann ist wohl ohne weiteres einzusehen, daß eine Persönlichkeit niemand auffassen wird, der nicht seinen Blick erst recht auf das Ganze, also hier auf das Ich zu richten versucht.

So ist man überall dazu übergegangen, beim Gesunden und Kranken komplexe seelische Zustände und Vorgänge zu studieren, und man hat zugleich begonnen, seelische Konstitutionen, und zwar wieder auf dem normalen wie auf dem krankhaften Gebiet, mit einer möglichst lebensnahen Typenforschung zu umreißen. Die wertvollsten Ansätze dazu liegen m. E. in den „Lebensformen" und in der „Psychologie des Jugendalters" von Eduard Spranger vor, von dem Forscher, dessen Einstellung durch das Wort deutlich wird: „Ich fordere das Wort Psychologie für die Wissenschaft vom sinnerfüllten Leben zurück." Aber es kennzeichnet vielleicht nichts die gegenwärtige Lage der Psychologie besser, als daß diese rein geisteswissenschaftlich eingestellte Typenforschung, die bewußt und mit innerer Folgerichtigkeit von den höchsten seelischen Leistungen des Menschen ausgeht, sich innig mit jener anderen berührt, die auf dem normalen Gebiet etwa Jaensch und auf dem pathologischen ich selbst, Kretschmer u. m. a. betreiben. Bekanntlich besitzt die Arbeitsweise von Jaensch auch heute noch innige Beziehungen auch zu jener Phase der Psychologie, die sich im wesentlichen mit sinnesphysiologischen Fragen befaßt hat. Aber seine Probleme wie seine Methodik haben sich den Forderungen angepaßt, die sich aus den Anregungen Diltheys auch für die experimentelle Forschung ergeben, und ebenso gewiß ist seine Eidetik längst keine Lehre von den Empfindungen mehr, sondern hat sich zu einer groß angelegten Darstellung bestimmter seelischer Typen entwickelt. Durch diese Typenlehre wird die, die, von mir vor 20 Jahren gefordert, sich inzwischen in der Psychiatrie durchgesetzt hat, in sehr willkommener Weise ergänzt. Unseren Typen, auch wenn sie längst auf normalem Gebiet liegen, merkt man ihre Entstehung aus dem Pathologischen naturgemäß immer noch an, und so ist es gut, wenn andere Forscher den Menschen von Anfang an ohne psychiatrische Brille betrachten.

Was Jaensch und innerhalb der Psychiatrie besonders Kretschmer bei ihren Arbeiten verbindet und was sie in ihrer Arbeits-, wenn auch vielleicht nicht so sehr in ihrer Betrachtungsweise von Spranger unterscheidet, ist aber nicht bloß, daß sie keine inhaltlichen Werttypen, sondern formale Funktionstypen herauszugreifen versuchen. Bei ihnen kommt auch die somatologische Unterströmung wieder ans Licht, von der ich vorhin sagte, daß sie ganz wohl in keiner psychologischen Entwicklung entbehrt werden könnte. Auch vom Körper kann man abstrahieren, genau so wie der Materialismus gelegentlich die Seele hinweggedacht hat. Aber da ist die Materie nun doch und mit der Seele auf irgendeine Weise verbunden. Grundsätzlich und der ganzen Ausdehnung ihrer Problemkreise nach wird sich die Psychologie von der Rücksicht auf physiologische Aufgaben niemals frei machen können, sagt Richard Hönigswald, und das ist ein Philosoph, der die Psychologie von der Naturwissenschaft trennt.

In der Tat ist nicht einzusehen, warum die Untersuchung der seelischen und die der körperlichen Konstitution des Menschen nicht neben- und miteinander bestehen sollten. Beziehungen zwischen beiden sind so unleugbar gegeben, daß ihr Studium im einzelnen für die Tatsachenforschung jedenfalls wichtiger ist als alle dialektischen Bemühungen etwa um den systematischen Aufbau der Persönlichkeit, um den Unterschied von Temperament und Charakter, ja auch als alles Gerede von verschiedenen Sphären der Seele.

Ob die von Kretschmer und Jaensch im einzelnen aufgestellten körperlichen und seelischen Typen schon als endgültig angesehen werden dürfen oder noch verändert werden müssen, ist in diesem Zusammenhang gleich. Sicher ist, daß Menschen nicht nur körperlich und seelisch untereinander verschieden sind, sondern daß ihre seelische Eigenart häufig auch einer körperlichen entspricht, und damit sind wichtige Aufgaben für die Zukunft gegeben. Natürlich wird unser Kausalitätsbedürfnis uns zwingen, nach einer gemeinsamen Ursache dieser Beziehungen zu forschen, und diese Ursache kann zunächst jedenfalls naturgemäß nur wieder eine somatische sein. Man spricht dann in diesem Zusammenhang von innerer Sekretion und von endokrinen Drüsen, und man kann dafür anführen, daß die Abhängigkeit gewisser geistiger und körperlicher Leistungen von dem Zustand und der Tätigkeit der Schilddrüse nachgewiesen ist. Im ganzen wissen wir über diesen endokrinen Apparat beim Gesunden und Kranken aber noch wenig, und auch hier muß man davor warnen, an Stelle von Tatsachen Hypothesen zu nennen. Ich habe mich in diesem Vortrag bemüht, nur die großen Linien deutlich zu machen, die die gegenwärtigen Richtungen in der Psychologie bezeichnen. Auf angewandte Psychologien einzugehen, lag außerhalb meiner Absicht. Von Völker-, Sprach-, Religions-, Moral-, Kunst-, Wirtschafts-, Kriminal-, Massen-, Individual-, Kinder- und Tierpsychologie sollte hier keine Rede sein. Worauf es mir ankam, war, zu zeigen, wie sich allmählich doch eine Einheitlichkeit herauszubilden beginnt, ein großes Gebäude, das sehr viele Stockwerke und sehr viele Stilarten enthält und das ja schließlich auch sehr verschiedenen Bedürfnissen dient, in dem aber das Fundament ebenso notwendig ist wie das Dach, und in dem in einer hoffentlich nahen Zukunft jeder auf seine Weise arbeiten kann, ohne daß sein Nachbar durch diese Arbeit gestört werden müßte. Man darf es als ein gutes Zeichen nehmen, daß nicht nur Jaensch und Bühler von einer solchen Vereinigung bisher widersprechender Richtungen sprechen, sondern daß auch der strengste Vertreter der geisteswissenschaftlichen Psychologie, Ed. Spranger, schreiben kann: „Dadurch ist die Trennung der beiden Psychologien, die sich herausgebildet hatte, überbrückt, und es bleibt nur die Verschiedenheit, die sich aus der Arbeit an verschiedenen Bewußtseinsschichten ergibt." Es steht mir nicht zu, diese Entwicklung wie Jaensch in das Licht einer allgemeineren philosophisch-historischen Betrachtung zu rücken. Mir genügt es zu zeigen, daß auch die bloße psychologische Tatsachenforschung heute Anregung und Förderung von allen Seiten empfängt.

Verlag von Julius Springer / Berlin

Die gegenwärtigen Strömungen in der Psychiatrie. Fünf Vorträge. Von Prof. Dr. **Oswald Bumke**, Geh. Medizinalrat, München. 111 Seiten. 1928. RM 4.50

Kultur und Entartung. Von Prof. Dr. **Oswald Bumke**, Geh. Medizinalrat, München. Zweite, umgearbeitete Auflage. IV, 126 Seiten. 1922. RM 3.55

Das Unterbewußtsein. Eine Kritik von Prof. Dr. **Oswald Bumke**, Geh. Medizinalrat, München. Zweite, verbesserte Auflage. 62 Seiten. 1926. RM 2.40

B **Lehrbuch der Geisteskrankheiten.** Von Prof. Dr. **Oswald Bumke**, Geheimer Medizinalrat, München. Mit einem Anhang: Die Anatomie der Psychosen von Dr. B. Klarfeld. Zweite, umgearbeitete Auflage der Diagnose der Geisteskrankheiten. Mit 260 Abbildungen im Text. XVI, 1176 Seiten. 1924.
RM 33.—; gebunden RM 36.—

B **Psychologische Vorlesungen für Hörer aller Fakultäten.** Von Prof. Dr. **Oswald Bumke**, Geh. Medizinalrat, München. Zweite, umgearbeitete und vermehrte Auflage. Mit 29 Textabbildungen. VI, 168 Seiten. 1923. RM 4.—

Der Aufbau der Psychose. Grundzüge der psychiatrischen Strukturanalyse. Von Dr. med. **Karl Birnbaum**, Privatdozent der Psychiatrie an der Universität Berlin. VI, 108 Seiten. 1923.
RM 3.60

Die Psycholde als Prinzip der organischen Entwicklung. Von **E. Bleuler**, o. Professor der Psychiatrie in Zürich. V, 152 Seiten. 1925. RM 6.60

Die Psychologie in der Psychiatrie. Eine Einführung in die psychologischen Erkenntnisweisen innerhalb der Psychiatrie und ihre Stellung zur klinisch-pathologischen Forschung. Von Dr. **Arthur Kronfeld**, Berlin. VII, 106 Seiten. 1927. RM 4.80

Die mit einem B bezeichneten Werke sind im Verlag von J. F. Bergmann / München erschienen.

Verlag von Julius Springer / Berlin

Bildnerei der Geisteskranken. Ein Beitrag zur Psychologie und Psychopathologie der Gestaltung. Von Dr. phil. et med. **Hans Prinzhorn,** Nervenarzt in Dresden-Weißer Hirsch. Zweite Auflage. Mit 187 zum Teil farbigen Abbildungen im Text und auf 20 Tafeln, vorwiegend aus der Bildersammlung der Psychiatrischen Klinik Heidelberg. VIII, 361 Seiten. 1923. Gebunden RM 40.—

Seele und Leben. Grundsätzliches zur Psychologie der Schizophrenie und Paraphrenie, zur Psychoanalyse und zur Psychologie überhaupt. Von Dr. med. et phil. **Paul Schilder,** Professor der Universität Wien, Assistent der Psychiatrischen Klinik. (Bildet Band 35 der „Monographien aus dem Gesamtgebiete der Neurologie und Psychiatrie".) Mit 1 Abbildung. VI, 200 Seiten. 1923. RM 9.70

Die Bezieher des „Zentralblattes für die gesamte Neurologie und Psychiatrie" und des „Zentralblattes für die gesamte Neurologie und Psychiatrie" erhalten die „Monographien" mit einem Nachlaß von 10%.

Vererbung und Seelenleben. Einführung in die psychiatrische Konstitutions- und Vererbungslehre. Von **Hermann Hoffmann,** a. o. Professor für Psychiatrie und Neurologie an der Universität Tübingen. Mit 104 Abbildungen und 2 Tabellen. VI, 258 Seiten. 1922. RM 8.50

Charakter und Umwelt. Von **Hermann Hoffmann,** a. o. Professor für Psychiatrie und Neurologie an der Universität Tübingen. IV, 106 Seiten. 1928. RM 5.60

Körperbau und Charakter. Untersuchungen zum Konstitutionsproblem und zur Lehre von den Temperamenten. Von Dr. **Ernst Kretschmer,** ord. Professor für Psychiatrie und Neurologie in Marburg. Siebente und achte, verbesserte und vermehrte Auflage. Mit 43 Abbildungen. VII, 233 Seiten. 1929.
Gebunden RM 13.60

Der Nervenarzt. Monatsschrift für alle Gebiete nervenärztlicher Tätigkeit mit besonderer Berücksichtigung der psychosomatischen Beziehungen. Herausgegeben von **K. Beringer, K. Hansen, W. Mayer-Groß, E. Straus.** Beiräte: **G. v. Bergmann, L. Binswanger, K. Bonhoeffer, K. Goldstein, O. Marburg, V. v. Weizsäcker.** Erscheint am 15. jeden Monats.
Vierteljährlich RM 12.—

Die Bezieher des „Zentralblattes für die gesamte Neurologie und Psychiatrie" erhalten die Monatsschrift mit einem Nachlaß von 10%.

GPSR Compliance

The European Union's (EU) General Product Safety Regulation (GPSR) is a set of rules that requires consumer products to be safe and our obligations to ensure this.

If you have any concerns about our products, you can contact us on ProductSafety@springernature.com

In case Publisher is established outside the EU, the EU authorized representative is:

Springer Nature Customer Service Center GmbH
Europaplatz 3
69115 Heidelberg, Germany

Batch number: 08977772

Printed by Printforce, the Netherlands